芝宝贝 ZHIBABY 始于2006年®

U1001258

图解 孕前准备三个月

北京海淀妇幼保健院副主任医师
徐文 · 编著

電子工業出版社
Publishing House of Electronics Industry
北京 • BEIJING

图书在版编目（CIP）数据

图解孕前准备三个月 / 徐文编著 . -- 北京 : 电子工业出版社，2017.9
（幸福时光 . 好孕系列）
ISBN 978-7-121-32139-9
Ⅰ . ①图… Ⅱ . ①徐… Ⅲ . ①优生优育 – 基本知识 Ⅳ . ① R169.1
中国版本图书馆 CIP 数据核字 (2017) 第 161096 号

责任编辑：李文静
印　　刷：北京市大天乐投资管理有限公司
装　　订：北京市大天乐投资管理有限公司
出版发行：电子工业出版社
北京市海淀区万寿路173信箱　　邮编：100036
开　　本：880 × 1230　1/24　印张：7　字数：202千字
版　　次：2017年9月第1版
印　　次：2017年9月第1次印刷
定　　价：39.90元

凡所购买电子工业出版社图书有缺损问题，请向购买书店调换。若书店售缺，请与本社发行部联系，联系及邮购电话：（010）88254888，88258888。
质量投诉请发邮件至zlts@phei.com.cn，盗版侵权举报请发邮件到：dbqq@phei.com.cn。
本书咨询联系方式：liwenjing@phei.com.cn。

前　言

孕育一个小生命，就像迎接一场考试，如果不在考前充分准备，做习题、理解知识，最后的结果肯定不理想，即使理想，也只是偶然。考试出现了问题可以再改，怀孕出现了问题却很难弥补。所以，在孕前，备孕妈妈和备孕爸爸一定要做好准备，将孕育健康、聪慧的宝宝从偶然变为必然！

什么是孕前准备呢？孕前准备就是孕前三个月在生活、饮食、心理、身体检查等诸多方面做规划，从而使备孕妈妈的卵子和备孕爸爸的精子质量尽可能达到最优，孕育健康、聪慧的宝宝。

那么，如何科学地进行备孕呢？最简单的方法就是选择一本由专家编写的备孕书籍。本书是由北京市海淀妇幼保健院副主任医师徐文编著的，从关于怀孕的那些

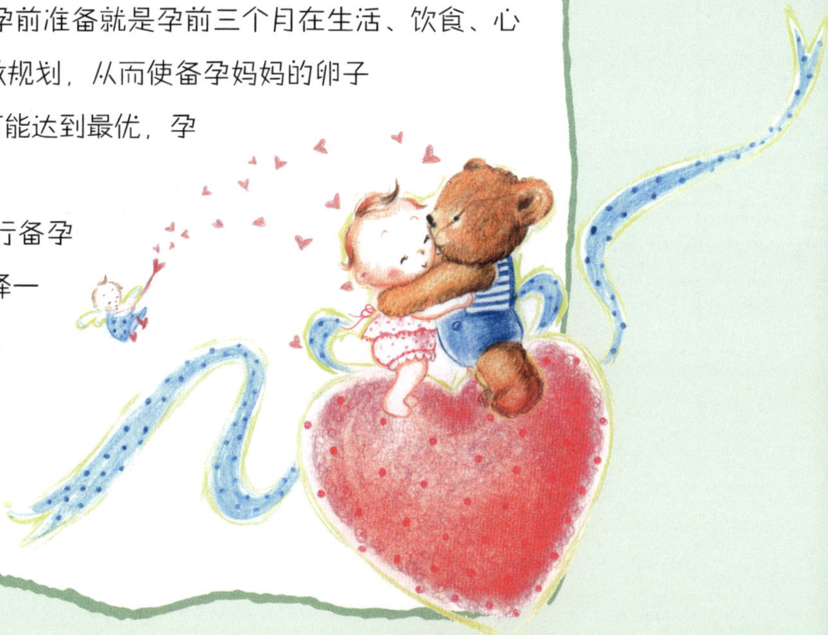

事儿、怀孕的最佳时期、孕前检查、心理准备、生活方式、营养准备和孕前倒计时七个方面向读者介绍了如何科学备孕。语言通俗易懂，内容科学全面。

从现在起，让我们为孕育健康、聪慧的宝宝而努力，从孕前三个月开始，一点点改善，一点点调整，当一切准备妥当后，受孕就会顺理成章，好“孕”也会自然来！

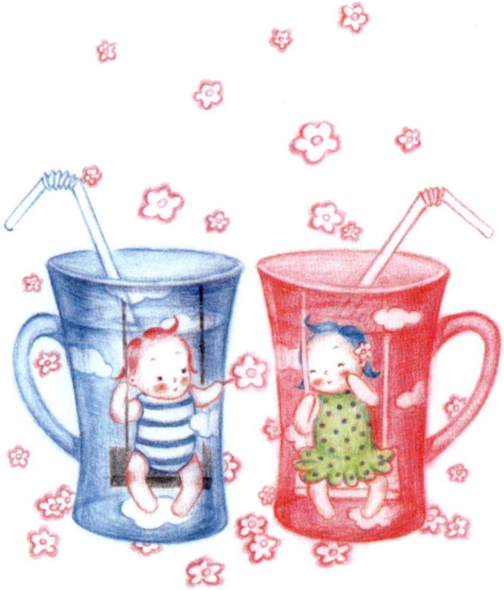

目录

第一章 关于怀孕的那些事儿

第二章 怀孕的最佳时期

第三章 孕前检查

第四章 心理准备

第五章 生活方式

第六章 营养准备

第七章 孕前倒计时

第一章

关于怀孕的那些事儿

怀孕，是一个非常奇妙的过程。烛台红酒，散发着玫瑰花香气的夜晚，男人、女人，享受着温馨、畅快淋漓的爱，一个个细小如尘的精子，争先恐后、顽强拼搏……最终，一个精子成功进入卵子，新的生命开始孕育。而这一切，都需要很多条件……

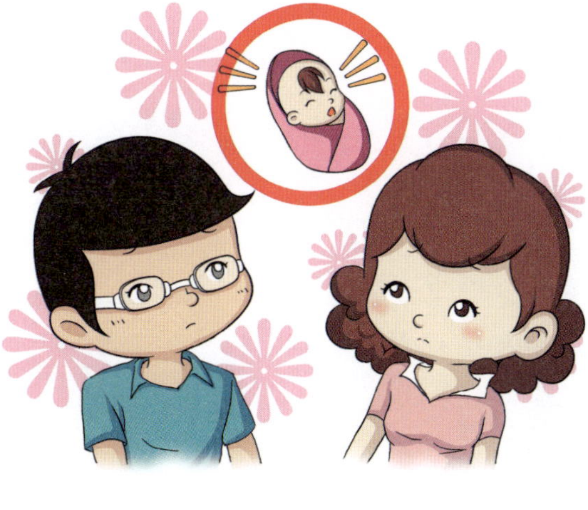

了解精子

精子的准备

精子就像一个个跳动的音符，可爱至极，它是由精原细胞成长分裂而来的。精子在附睾中生存 11～16 天，并在此段时间发育成熟，提升活力，做好射精前的准备。

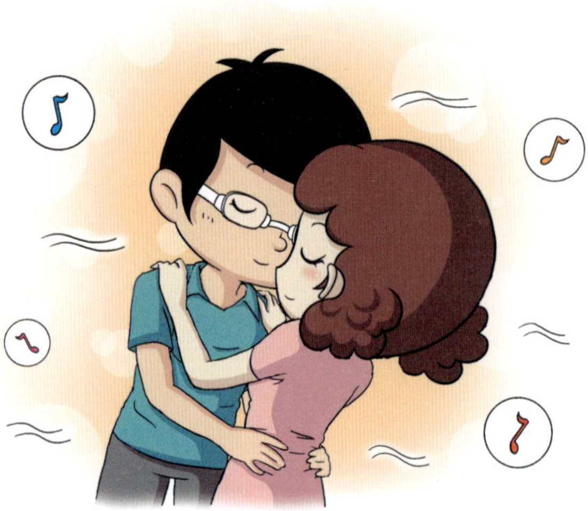

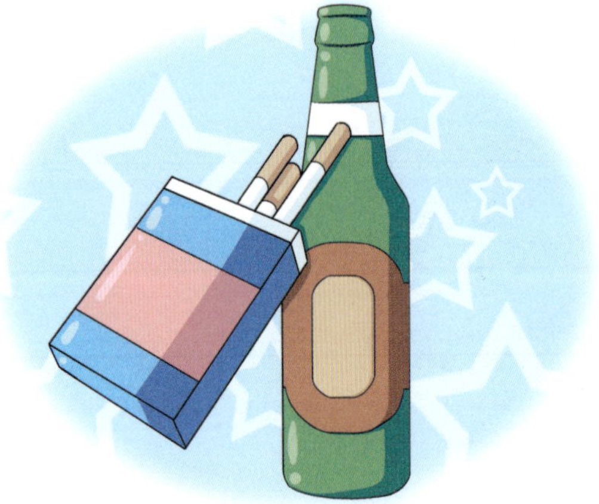

男性吸烟、饮酒不利于优生

对于男性来说，烟、酒会使精子质量下降，使精子发生形态和活动度的改变，甚至会杀死精子，从而影响受孕和胚胎发育，增加智力低下儿和畸形儿的发生率。

你不知道的小秘密

精子产生于睾丸中。进入子宫颈的精子2～3个小时后到达卵子所在地——输卵管。遇到了卵子的精子用力冲破卵子的外壳，头部进入卵子。当精子进入次级卵母细胞透明带时，受孕过程开始。当精原核和卵原核的染色体融合在一起时，受孕过程完结。

精子的构造

1. 精子顶体内含有透明质酸酶等酵母物质，受精时起着融化卵子周围壁膜，并钻孔而入的作用。

2. 头部包含男性的一半遗传基因，且带有区分性别的染色体。

3. 躯干部是储存为和卵子相遇而游动时所需能量的部位。

4. 尾部由许多纤维质复杂地排列而成，方便精子游动，有助于其与卵子相遇结合。

备孕爸爸如何保护好精子

备孕爸爸应避免穿过紧的裤子、长时间驾车、将笔记本长时间放在双腿上使用，以及长时间进行热水浴，这些都会导致阴囊的温度升高而影响精子质量。另外，备孕爸爸要保持良好的情绪状态，因为长期的压力和疲惫等可使机体的内分泌功能紊乱，影响精子的质量。

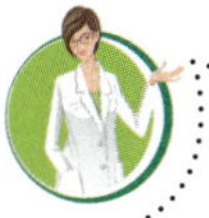

温馨小屋：如何提高精子质量

如果不是机能障碍所致，备孕爸爸在日常生活中多吃下列食物将有助于提高精子质量：首先是鳝鱼、泥鳅、鱿鱼、带鱼、鳗鱼、海参、墨鱼、蜗牛等，其次有山药、银杏、冻豆腐、豆腐皮等。这些食物中含有精子蛋白的主要成分，有提高精子质量、提高精子运动能力的作用。

了解卵子

豆浆有利于调控雌激素

女性体内的雌激素有一个重要的作用，就是为精子的进入创造条件。雌激素过多或过少都不好。食用豆浆，可以帮助平衡女性体内的雌激素水平。

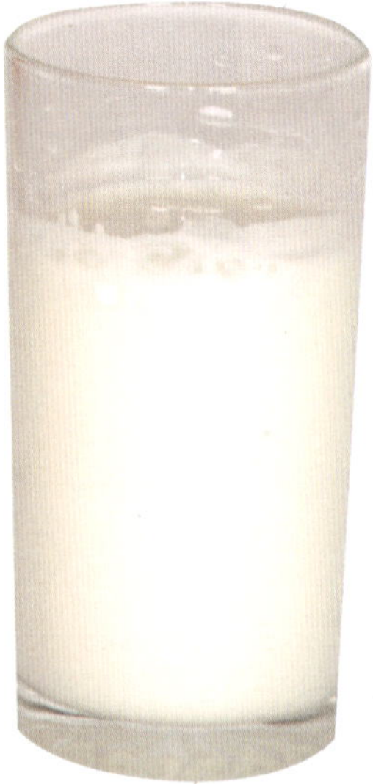

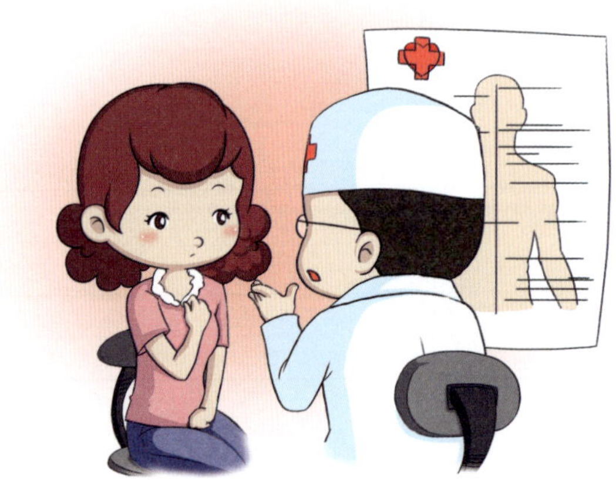

关注孕激素

卵巢黄体分泌黄体酮，黄体酮是一种天然孕激素，是顺利怀孕必不可少的，因此，孕前要了解自身黄体酮的情况，可去医院进行相关检查。

你不知道的小秘密

卵子生活在卵巢中，卵巢中聚集了几千个尚未成熟为卵子的卵泡。当未成熟的卵泡发育为成熟的卵泡时，会产生一个卵子并从卵巢排出，这一过程就是排卵。随后，卵子会被吸入输卵管。其实成年女性每个月发育成熟的卵泡并不只有一个，只是一般情况下只有一个能通过排卵成为卵子，卵子可存活 24 ～ 48 小时。

如果一个卵子排出后在 48 小时内不能与精子形成受精卵，就会失去这次受精的机会。排卵在两侧卵巢交替进行，一个健康女性，一生大约可以排卵 400 ～ 500 次。

卵子的“自白”

我生活在每位健康女性的卵巢中，从外表来看，我是一个可爱的“球”，在最外面，有一个卵黄膜紧紧包裹着我。

如何通过饮食提高卵子的质量

如果不是机能障碍所致，备孕妈妈在日常生活中多吃下列食物，将有助于提高卵子质量：黑豆、豆浆、水鱼汤、动物血、鲜蔬果汁、海藻类、韭菜、豆芽、胡萝卜、洋葱、燕麦、菠菜、卷心菜等。

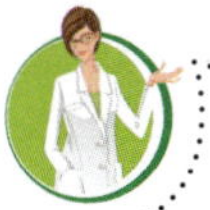

温馨小屋：女性的年龄决定卵子的质量

到一定年龄后，卵子质量会随着女性年龄的增长而下降，女性年龄越大，卵子的健康风险也越大，孕育先天畸形儿概率也越高。女性最佳生育年龄是23~30岁。

了解子宫

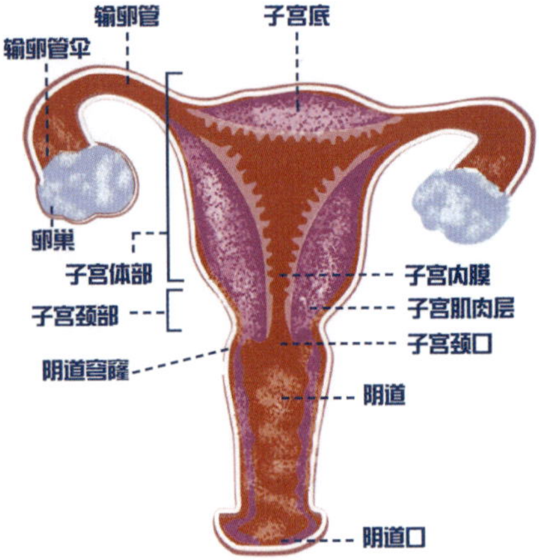

子宫的位置

子宫位于骨盆腔中间，其前方为膀胱，后方为直肠。子宫下方为窄小、呈圆柱体的子宫颈；上方为较宽的子宫体；子宫体最上端为子宫底。这就是子宫的具体位置所在。

子宫最爱的食物

你知道吗？子宫最爱的食物是叶酸、高钙食物和维生素含量高的食物。孕前补充叶酸是众人皆知的；高钙食物可以缓解子宫疾病的症状；富含维生素的食物，尤其是富含维生素C和维生素E的食物，可以降低子宫患病的概率。

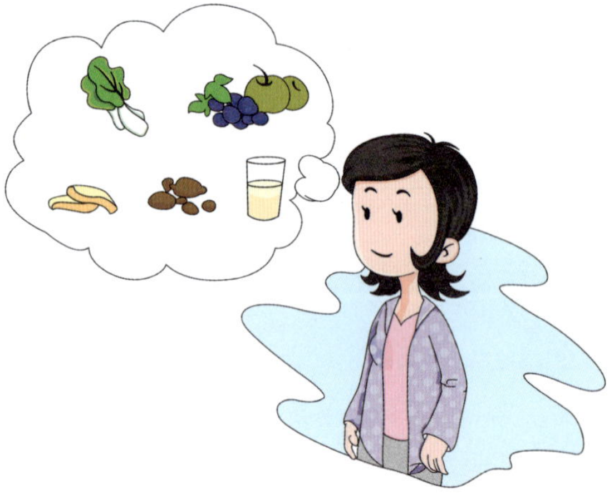

你不知道的小秘密

最新医学研究成果提出，子宫是女人的第六脏器，也就是说女人有六脏六腑。子宫除了有生育功能外，还有不可替代的内分泌功能和免疫功能。所以说子宫对女性的健康有很大的影响。

子宫内膜为受精卵着床做准备

受精卵经过发育最终变成胚泡，随后进入子宫内膜进一步发育成长。想要保证受精卵健康发育成长，除了要求胚胎具有很强的生存能力外，还要求子宫内膜提供充足的营养物质。

流产易造成不孕

女性在进入生育期后，子宫的各种问题也会接踵而至。因此，面临生育,对于子宫的呵护要更加细致入微。在生育期，要格外注意不要让流产给子宫带来伤害，尤其是流产次数多或者两次流产的时间间隔很短，都会增加子宫内感染的概率，影响受孕。要知道，子宫的环境决定了胎儿发育生长的环境，一定不容忽视。

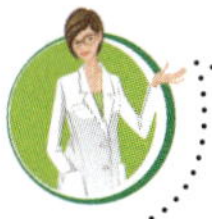

温馨小屋：如何呵护子宫

好孕优生，离不开健康的子宫。所以，备孕妈妈在平时应该注意呵护自己的子宫，以免子宫遭遇多重疾病。备孕妈妈想要呵护好自己的子宫，这几件事情一定要避免：经常做人工流产；性生活紊乱；不洁性生活；忽视产前检查；滥用紧急避孕药。

了解生殖器官

女性的外生殖器

右图中可以清晰地看到女性的外生殖器，由阴阜、阴唇、阴蒂、会阴等组成。其中，阴蒂在性生活中有着重要的作用，可以让备孕妈妈感受到性的愉快。

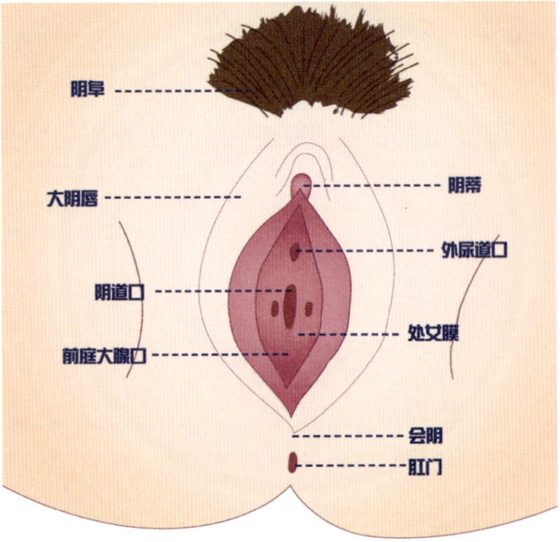

男性的内外生殖器

左图所示为男性的内外生殖器。其中睾丸是精子诞生的地方，而输精管是输送精子的通道。精子于睾丸中发育成熟后，经附睾、输精管、射精管及尿道最终到达体外。这一过程中，若其中某一处发生阻塞，就有可能导致不育。

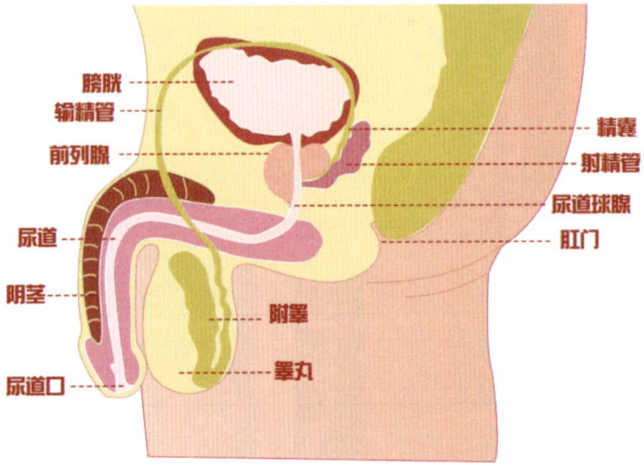

你不知道的小秘密

男性生殖器官分为两部分：内生殖器、外生殖器。其中内生殖器包括睾丸、附睾、射精管、前列腺、输精管等；外生殖器是指阴茎、阴囊和尿道。

1. 睾丸：睾丸为男性性腺，在阴囊中，主要用来产生精子、分泌雄性激素。

2. 附睾：是精子发育成熟和储藏的场所。

3. 前列腺：为男性生殖器官中最大的腺体，可分泌前列腺液，是构成精子的主要成分。

4. 阴茎：为男性的性交器官，可将精子运送到女性体内。

5. 阴囊：可通过收缩、松弛维持睾丸处于低温中（35℃左右）。

女性生殖器官

女性生殖器官有两部分：内生殖器、外生殖器。其中内生殖器包括阴道、子宫、卵巢、输卵管；外生殖器包括阴阜、大小阴唇、阴蒂、阴道前庭、会阴。

1.阴道：为女性性交器官、月经排出和胎儿分娩的“管道”。

2.子宫：为月经产生场所、精子前进通道、胎儿发育生长的地点。

3.卵巢：可周期性产生卵子、排卵，并可分泌雌性激素。

4.输卵管：为精子和卵子结合的场所，可接住排出的卵子，运送受精卵。

5.阴蒂：由两个可勃起的海绵体构成，含大量神经末梢。

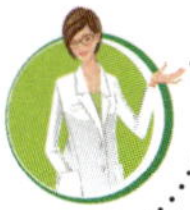

温馨小屋：性生活的注意事项

1.男女双方性交器官要时常保持洁净。

2.男女双方在劳累时不可进行性生活。

3.男女双方在患病期间不宜进行性生活。

4.女性在月经期不宜过性生活。

受孕的必备条件

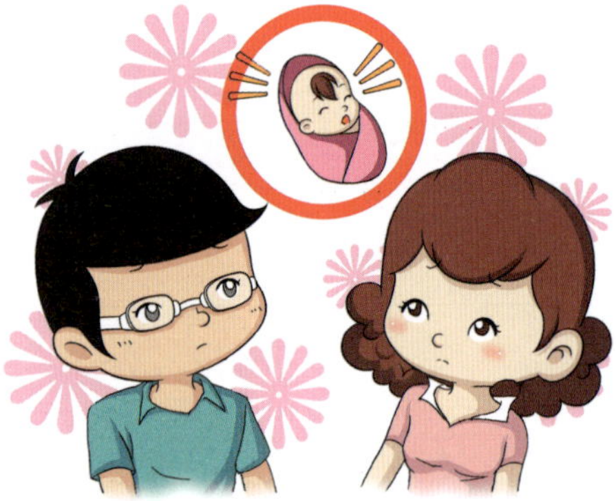

受精卵着床即怀孕成功

健康的精子＋健康的卵子＝怀孕？No！如果备孕妈妈的子宫内没有适合受精卵着床和发育的环境，怀孕就不能实现。因此，直到受精卵在子宫顺利着床，怀孕才算成功。

在排卵期同房利于受孕

想受孕，要挑好时间，因为精子进入女性身体后可存活1～3天，而卵子一般在月经来潮前大约两个星期才释放，释放后存活1～2天。

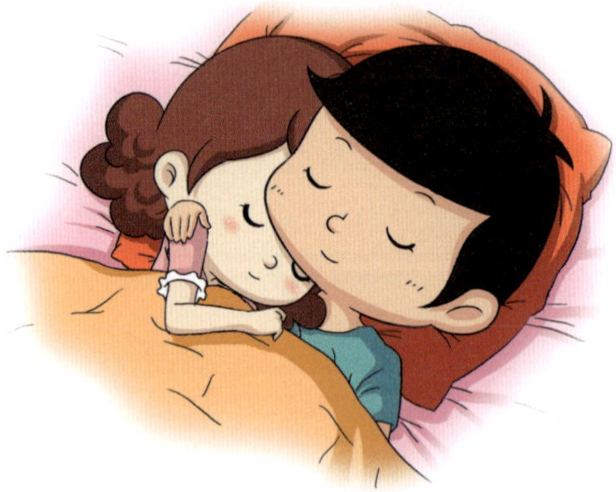

你不知道的小秘密

备孕妈妈想要成功受孕，应满足以下几点要求：

1. 怀孕是卵子与精子的结合，只有卵巢里有正常的卵子，睾丸中有活动能力较好的正常精子，才有可能达到最佳结合。

2. 通过性行为，卵子和精子可在输卵管内相遇并结合为受精卵。只有保证输卵管畅通，才能使卵子和精子结合。

3. 受精卵在子宫内着床。这要求子宫内环境必须适合受精卵着床，受精卵才能健康发育成长。

备孕妈妈受孕，备孕爸爸要够条件

当备孕妈妈的身体完全具备受孕的条件后，受孕也不一定会百分之百成功。因为如果备孕爸爸不具备生育的条件，备孕妈妈也是无法怀孕的。那么，备孕爸爸生育的基本条件有哪些呢?

1.下丘脑、垂体、睾丸能发挥正常功能，且睾丸、前列腺和精囊等部位发育正常，生理功能正常，睾丸能正常分泌雄激素并产生精子。

2.精子没有异常，其储备和输出的通道没有异常。

3.有正常的性生活，生殖系统能完成正常的勃起、射精的过程。

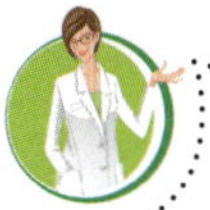

温馨小屋：性高潮让受孕概率倍增

英国某研究人员认为，在性爱期间，男性达到性高潮时精子数量大量增多，且精子质量很好。此外，女性在高潮时期，由于阴道附近的肌肉收缩厉害，可将精子更快推进子宫中，从而提高受孕率。由此可见，夫妻性爱时的性高潮可以提高受孕概率。

精子和卵子的相遇

受精卵最终的“落脚处”

受精卵最初只是一个细胞，它在努力朝子宫前进，在不断前进的同时，还在复制、分裂着，最终发育成囊胚，在子宫内壁着床。

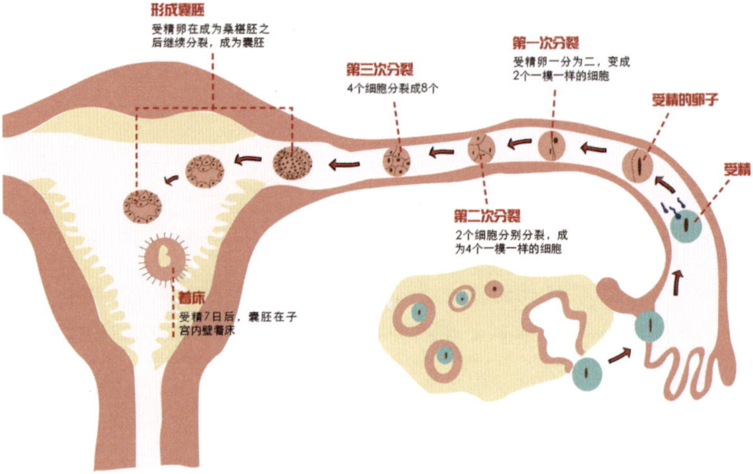

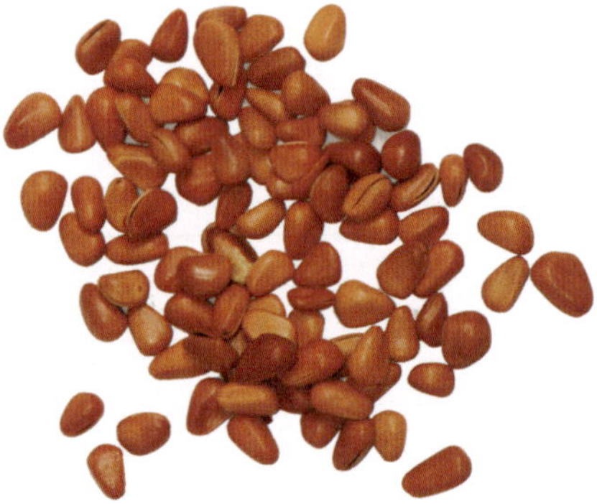

吃坚果利于优生

坚果类食物中含有丰富的维生素E，维生素E可增加精子数量，提高精子的成活率，避免精子畸形。

你不知道的小秘密

进入性成熟期的女性，每个月经周期一般只有一个卵泡发育成熟排出卵子，排卵时间通常发生在两次月经中间。排卵后卵子进入输卵管最粗的壶腹部等待精子。如果此时有性行为，卵子就会与精子中的佼佼者相遇并结合，完成受精。

精子如何奋力与卵子结合

男性达到性高潮时，会将精液射进女性体内。女性达到性高潮时，其体内的子宫颈部位会持续不断地流出液体，给精子提供一个舒适的等待场所。此时，在输卵管褶皱部位的卵子正在向精子传达信息，吸引它们奋力前进。于是，那些活力十足的精子冲向子宫，最后只有一个精子终于与卵子会合，形成了受精卵。

输卵管是孕育生命的重要通道

输卵管是一对细长曲折的管子，在子宫底的两侧，担负着输送卵子的重任，也是受精卵运行的重要通道。输卵管中部的管腔就是卵子与精子相结合的地方，保证输卵管的通畅是成功受孕必不可少的条件之一。

输卵管的最细处只有1毫米，极易发生堵塞。如发生炎症就容易粘连，导致不易受孕。因而女性输卵管一旦有问题，一定要及时就医，对症治疗。

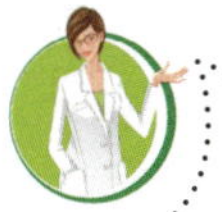

温馨小屋：受精卵怎样“驶”向子宫

当男性的精子在女性的体内与卵子结合成受精卵时，受精卵也有发生死亡的可能。若是受精卵存活下来了，它就会进行增殖分裂，从2个细胞变成4个，再变成8个……就这样，受精卵在分裂的同时向子宫进发，最后在已经做好充足准备的子宫中“生根发芽”。在受精卵发育的过程中，都需要从母体的血液中得到营养物质。

不容易受孕可能是缺乏营养

不易受孕与营养不足有关

很多女性有节食、偏食或挑食的不良饮食习惯，身体缺乏某些营养素，会使卵子的活力大打折扣或月经量少，结果导致不易受孕。

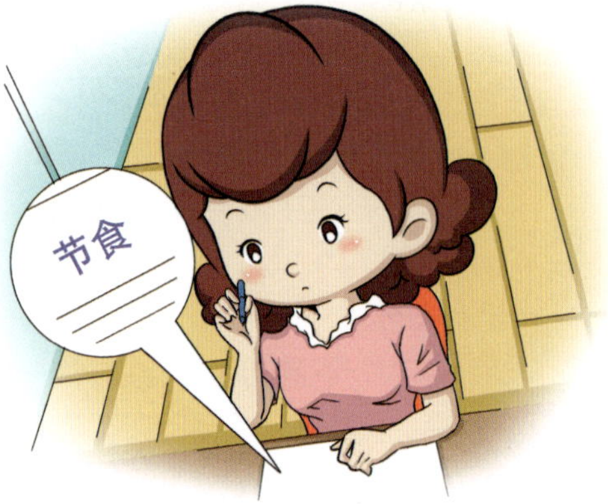

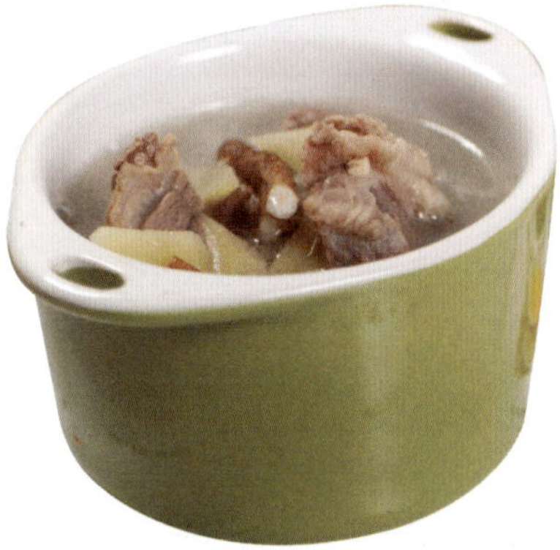

当归生姜羊肉汤——缓解宫寒

子宫“寒冷”，不仅使备孕妈妈腹痛难受，连胎儿也不愿“造访”。当归生姜羊肉汤这道美食适用于阳虚所致的妇女宫冷不孕症。

你不知道的小秘密

夫妻结婚较长时间，虽不避孕，但仍不能怀孕；受孕后在怀孕的头3个月便流产，并反复多次，对这类型的备孕妈妈，在孕前应注意补充营养。因为营养不良会影响女性排卵和性激素平衡，从而导致月经紊乱，不排卵，甚至失去生育能力。

备孕妈妈在孕前需了解自己的营养状况

营养失衡必然导致某种人体所需的营养素缺乏或过多，因此备孕妈妈在孕前必须注意均衡饮食，避免胎儿发育所需的营养素短缺或过多而影响身体健康。备孕妈妈在怀孕前应当全面了解自身的营养状况，必要时请营养师帮助诊断，有目的地调节饮食，积极储存平时体内含量偏低的营养素。

美味厨房：当归生姜羊肉汤

原料：

当归20克，生姜10克，羊肉500克，盐、葱各适量。

做法：

1. 羊肉切成小块，用沸水焯一下，去腥膻。
2. 锅中放入当归、生姜，煎取汤汁约200毫升，去渣，备用。
3. 羊肉放入锅内，加水，加汤汁，文火焖煮约1小时，加盐、葱等调味品，即可食用。

顺利怀孕的必备条件

1．卵巢可以排出健康成熟的卵子。女性的月经正常，每个月经周期都能从卵巢排出一个成熟且健康的卵子，才能根据排卵期较顺利地怀孕。相反，如果女性的月经周期不正常或卵巢排卵异常，就不容易怀孕。

2．睾丸能产生健康的精子。健康的成年男性每次射出的精液中精子的数量大约有6000万以上，其中60%的精子有活动能力。如果精液能射出但精子的活动能力不足，也会影响受孕。

3．健康通畅的生殖道。备孕双方的生殖道必须是畅通无阻的。男性的输精管和女性的宫颈、子宫及输卵管正常通畅才能为精子和卵子创造结合为受精卵的机会，受精卵才可以顺利进入子宫内着床。

4．有正常的性生活。在排卵期前后夫妻要有正常的性生活，才可使精子和卵子有机会相遇。要知道排出的卵子能存活1～2天，精子在女性的阴道内生存时间为1～3天，只有掌握好排卵期进行性生活才有机会怀孕。

5．良好的宫内环境利于受精卵着床和发育。形成受精卵还不是真正意义上的怀孕，还需要子宫内膜具有丰富的营养，能够吸引到受精卵在宫腔内“安营扎寨”才可以。

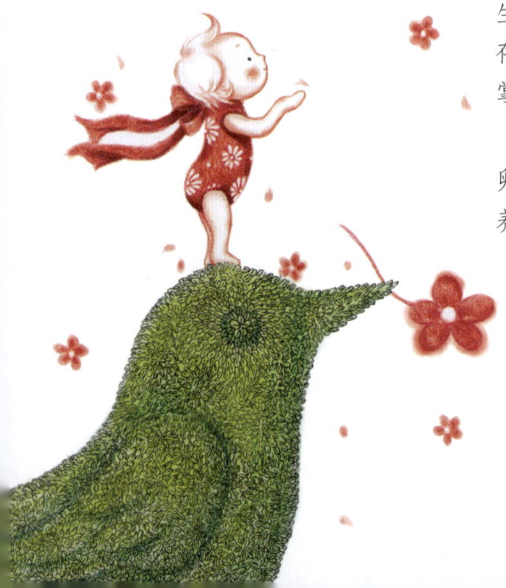

第二章

怀孕的最佳时期

俗话说：“男大当婚，女大当嫁。”怀孕也是如此，错过了怀孕的最佳年龄、最佳时机，优生就会离你远去。精子和卵子的活力，不是火山喷射的岩浆，永远保持着热情和动力，总有老化、衰竭、变质的时候，抓住精子和卵子最活跃的时刻，孕育才会更完美。

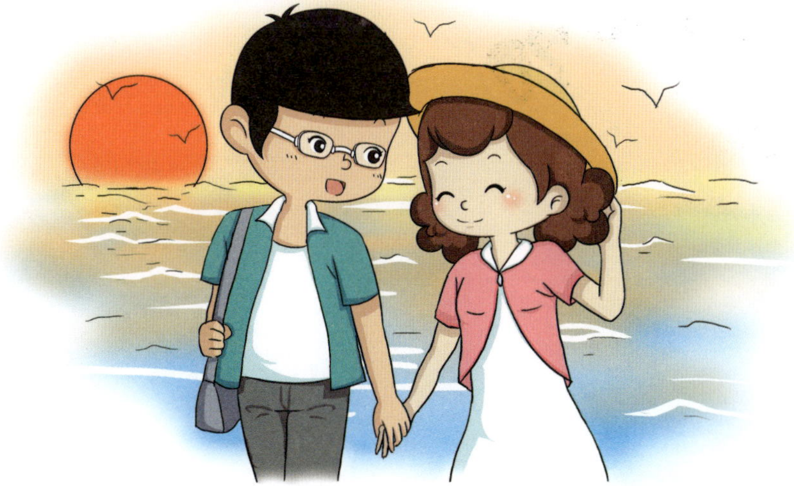

生育的最佳年龄

40多岁怀孕易流产

在35岁以后，女性的生育能力就会下降很多，即使成功怀孕了，也很容易流产，或者出现妊娠并发症。40岁以上怀孕者，流产概率较高。

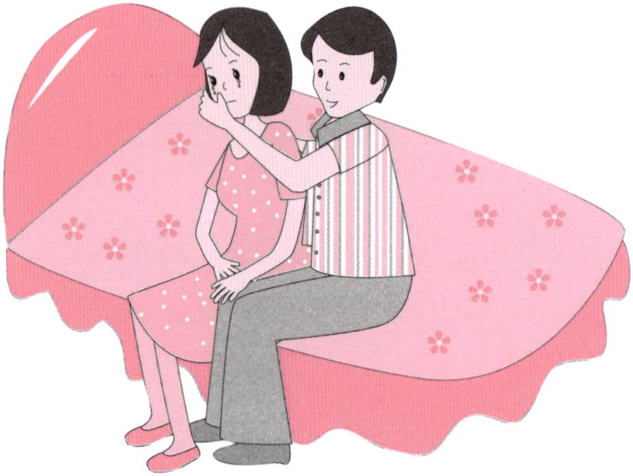

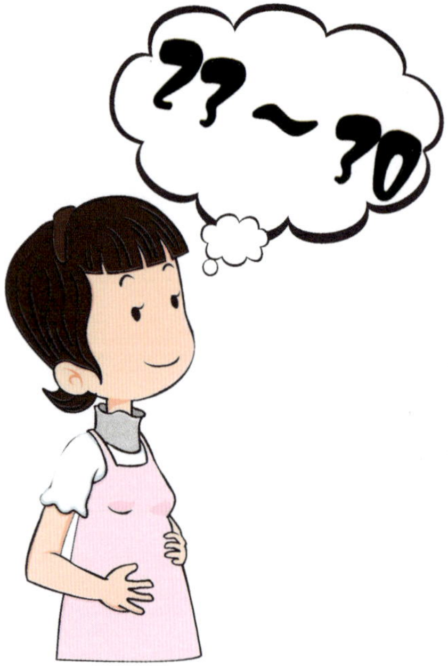

女性最佳怀孕年龄为23~30岁

女性在23～30岁怀孕为最佳，此时身体机能处于巅峰状态，且心理发育成熟，有利于优生优育。

你不知道的小秘密

女性23~30岁为最佳生育年龄，这个年龄段的女性身体已完全发育成熟，生育能力处于最良好的状态。此时受孕，发生流产、早产、畸形儿的概率相对较低，孕妇及胎儿的健康可以得到最大限度的保障。且这个年龄段的女性子宫和臀部的肌肉弹性最好，有利于顺产，缩短分娩进程。

研究显示，男性27~35岁是生育的最佳时期，此时男性体能达到最佳状态，精子质量达到高峰，有利于孕育健康的下一代。

不宜过早怀孕

女性到了18岁，虽然性器官已基本发育完成，但性成熟并不代表全身各脏器功能都已健全，骨骼系统和高级神经系统一般要到24岁才发育成熟。过早生育，母体不仅要承担供给胎儿营养的任务，还要继续完成自身的发育，必定会影响母子的健康。

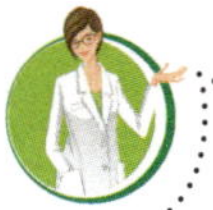

年龄	20～30岁	30～40岁	40岁以后
利	流产、患妊娠并发症的可能性小；胎儿畸形、先天愚型婴儿的概率低	产后并发症和产后身体恢复，与20多岁差别不大；经济上较宽裕，育儿较轻松	多半有生产、育儿经验；在经济上和心理上都比较成熟
弊	可能影响与朋友的相处时间；经济不是很宽裕，承担的压力相对较大	35岁以后生育能力下降，流产率升高；畸形儿的生育率较高；容易发生妊娠并发症	40岁以后的流产概率增大；遗传生理缺陷的概率更高

怀孕的最佳季节

不宜在最热或最冷的季节坐月子

生孩子给女性的身体带来不少考验，月子期就是身体恢复的最佳时期。如果在冬天坐月子，新妈妈和新生儿容易受到寒气的侵袭，也不利于哺乳；如果在夏天坐月子，天气很炎热但又不能吹冷风，也是非常煎熬的。

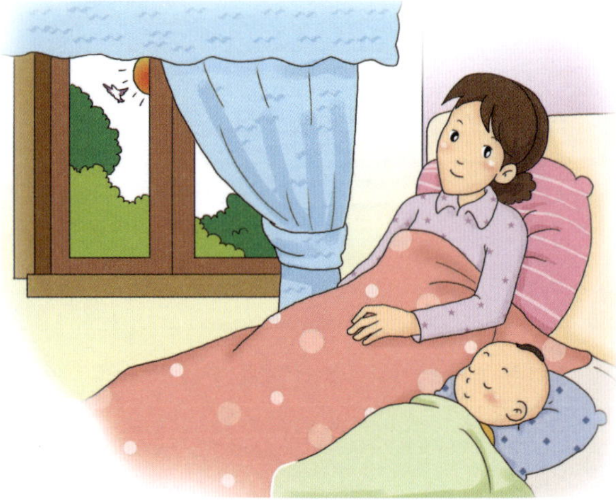

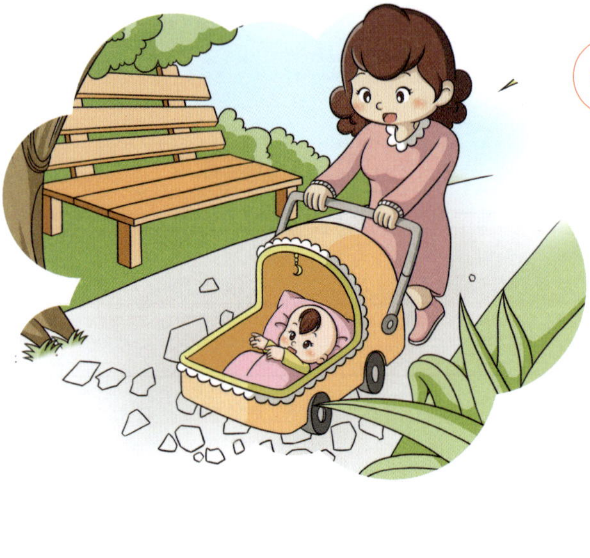

宝宝出生的季节也要舒适哟

享受着懒洋洋的阳光，呼吸着清新的空气，看着周边的绿色，宝宝多开心呀！如果在夏末初秋时怀孕，宝宝在满月后就可以享受这一切哦！

你不知道的小秘密

怀孕的最佳季节是夏末秋初，此时蔬菜、瓜果品种繁多，可保障孕妈妈和胎儿的营养需求。两三个月后正值晚秋，日照充足，晒太阳可使孕妈妈体内产生足量维生素D，促进钙、磷的吸收，有助于胎儿的骨骼生长。

冬季怀孕的弊端

冬季由于天气寒冷，孕妈妈大部分时间是在屋子里度过的。

城市中的孕妈妈一般都用暖气取暖，为保暖门窗紧闭，室内空气得不到及时更换，孕妈妈就无法呼吸到新鲜的氧气，长时间如此易导致身体不适。

农村中的孕妈妈通常用炉火取暖，其散发的一氧化碳气体对孕妈妈身体极为不利，特别是对胎儿的中枢神经系统会有不良影响。

夏季怀孕的弊端

夏季，食物丰富，对摄取营养有利，但是由于天气炎热，孕妈妈会难以抵挡冷饮的诱惑。夏季瓜果品种丰富，但夏季也易发生各种肠道疾病，轻者腹泻、呕吐，重者会出现高热、脱水及电解质紊乱。以上这些都会影响胎儿的健康。

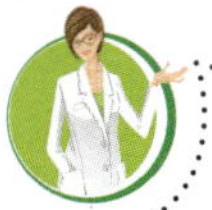

温馨小屋：季节影响精子的活力和质量

春季精子尾部最容易出现问题；夏季精子不容易成熟；冬季精子数量最多，但易出现缺陷；秋季精子具有最强的活力。

怀孕的最佳时机

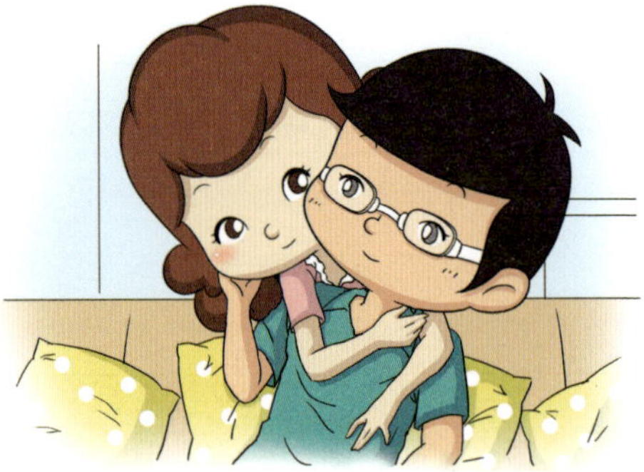

取出节育器后不要立即怀孕

采用宫内节育器避孕的女性，如果想怀孕，最好在取出节育器半年后再怀孕，子宫内膜可以在这段时间里得到很好的修复，更有利于受孕成功。取出节育器后半年内还要选择其他适当的避孕方法。

受孕前半年要完全停止服用避孕药

口服避孕药的女性，最好在停药6个月后再怀孕。因为口服避孕药中的雌激素和孕激素会对胎儿性器官产生一定的影响。在此期间可用避孕套或子宫帽进行避孕。

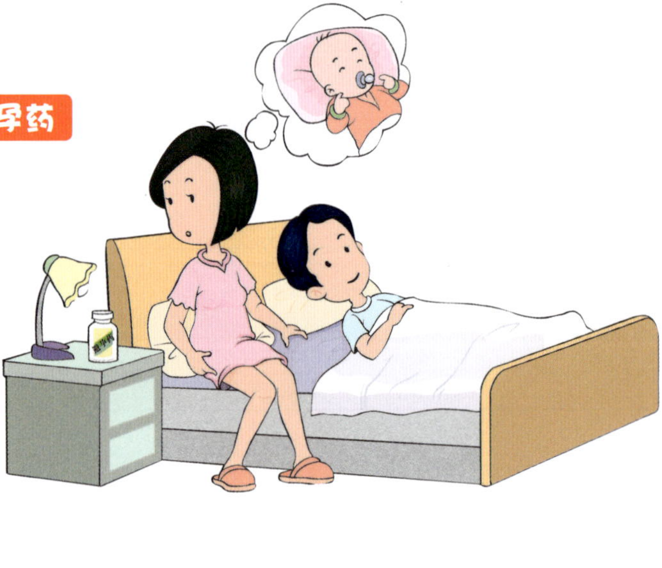

你不知道的小秘密

通常认为，备孕爸妈在晚上 21 ~ 22 时同房有利于怀孕。这段时间，既是人体功能的日高潮期，又与中医理论的“阴盛精气足”说法一致，此时同房怀上聪明健康宝宝的可能性大。此外，在这段时间里同房，事后备孕爸妈会很快进入睡眠，为精子和卵子的相遇创造较好的机会。睡眠中的备孕妈妈身体平卧，有利于精子沿子宫内壁向输卵管里游动，对精子顺利到达输卵管壶腹部跟卵子结合有利。

剖宫产后多长时间才能再次怀孕

一般接受过剖宫产手术的女性，如果想再次生育，最好在 2 年之后。尽管如此，在分娩时也还会有子宫破裂的可能，因为每位孕妈妈的情况都不同，具体的再孕时间应咨询医生或通过检查来确定为好。所以，剖宫产后的女性应严格做好避孕措施。

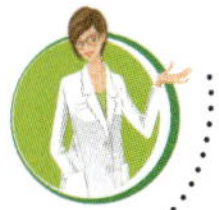

温馨小屋：早产或流产后应隔半年再怀孕

出现早产及流产的女性，由于种种原因会造成机体一些器官的平衡被打破，出现功能紊乱，子宫等器官一时不能恢复正常，尤其是做过人工流产的女性更是如此。如果早产或流产后短时间内怀孕，由于子宫等的功能不健全，对胎儿十分不利，也对女性身体不利，特别是不利于子宫的恢复。因此，发生早产或流产的女性最好过半年后再怀孕。

结婚半年后再怀孕

受孕环境也很重要

受孕的环境对顺利怀孕也有一定的影响。受孕的内部环境主要是指健康的身体、良好稳定的情绪；外部环境则指舒适的居住环境、轻松的工作环境和较为适宜的气候等。

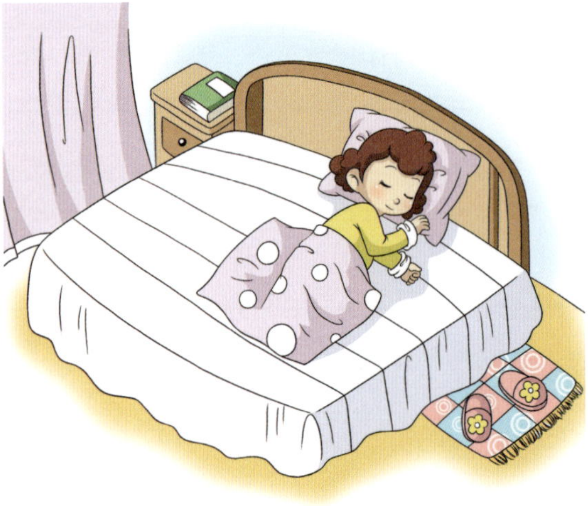

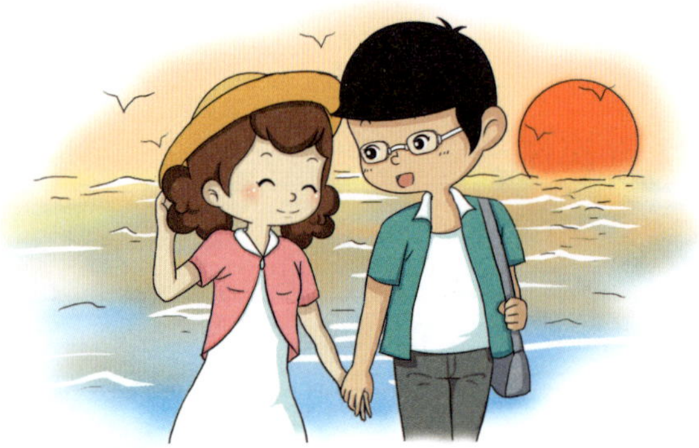

有关旅途中受孕的一些数据

有相关学者对200例在蜜月旅行中受孕的新婚夫妇进行调查研究发现，其中先兆流产率为20%，胎儿畸形高达10%，还有一部分人是旅途中患病但没有得到及时处理，极易造成不孕。

你不知道的小秘密

在新婚期间，男女双方都会因为招待亲朋好友而感到劳累，处于这种状态，女性很不容易受孕。因为男性劳累时，睾丸所产生的精子质量会下降，使精子动能降低。所以，在新婚的半年以内，男女双方以调整身体状态为宜，不宜急于怀孕。而且，新婚期间，夫妇双方对性生活还不适应，尤其是女性，雌激素的分泌不是很正常。这些因素都不利于优生。因此，新婚后最好暂时避孕。婚后经1~2 年，最少 3 个月，待夫妻性生活协调，情绪稳定，精力充沛，在物质上、精神上及育儿知识方面都做好充分准备后，再选择有利时机怀孕，为生一个健康、聪明的小宝宝打下良好的基础。

蜜月期间莫怀孕

随着生活水平的提高，现在很多新婚夫妇都会通过浪漫的旅行来度过蜜月时光。但旅行期间是不宜受孕的。这是因为：

1.旅行期间，一般都需要长途奔波，夫妻二人精神和身体处于疲劳状态，机体抵抗力也会随之下降，这些因素都会影响精子和卵子的质量，不利于优生。

2.旅行过程中，夫妻二人有可能会“水土不服”，再加上饮食安排不当，甚至无法按时用餐，会严重影响受精卵的质量。

3.旅行中往往缺乏良好的洗漱淋浴设备，不利于性器官的清洁卫生，很容易导致泌尿生殖系统感染，对受孕有一定危害。

4.旅行中各地区气候差别很大，容易感冒，再加上人群混杂、环境欠佳和身体抵抗力下降，容易导致各种疾病发生，而这些不利因素正是诱发胎儿畸形的重要原因。

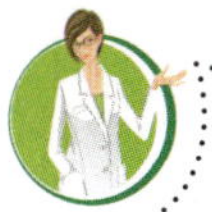

温馨小屋：自然条件对受孕也有影响

人体是一个充满电磁场的导体，会随着自然环境的变化而产生相应的变化。有恶劣的天气，如太阳暴晒、雷电交加、大寒大暑等天气，自然界中会产生强烈的X线，都会导致人体的生殖细胞受到不同程度的影响，如此时进行性生活而受孕，容易对胎儿造成不良的影响。

知道自己的排卵期

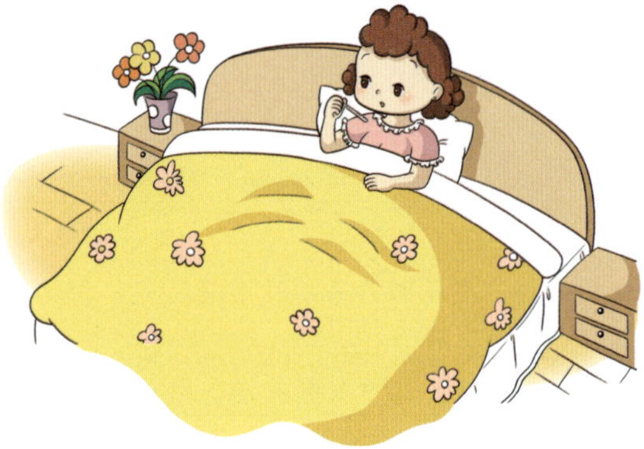

测量基础体温的"苛刻"条件

备孕妈妈注意喽！测量基础体温，应选择在安静时测量，不可受到劳动、运动、饮食和精神方面的影响，因此，只有早上刚刚醒来尚未进行任何活动时最适合。

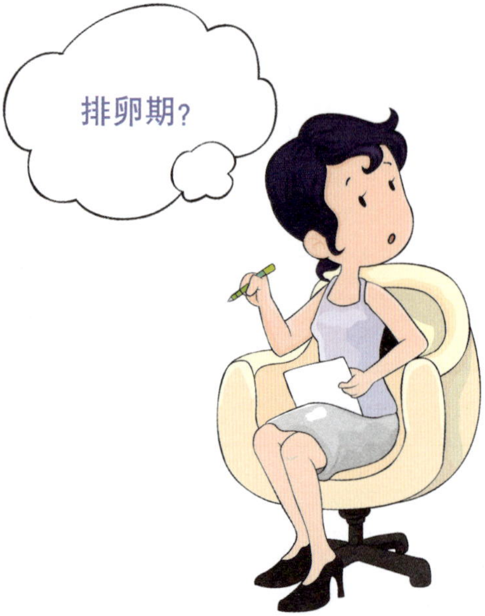

几种方法测排卵期不一致怎么办

大家都知道有多种方法可以预测排卵期，如果几种方法所测得的排卵期不相吻合时，则以排卵试纸所测得的排卵期为准。

你不知道的小秘密

备孕妈妈想知道自己的排卵期，可以通过基础体温测得。正常情况下，从月经开始那天起，到排卵的那一天体温一直偏低，通常为36.2℃ ~ 36.5℃; 排卵后，黄体分泌孕激素，基础体温上升，通常在36.8℃左右。而从低温段向高温段移动的几日就可以被视为排卵期。

怎样推算排卵期

1.根据经期用公式计算排卵期。

采用此法推算排卵期，要求女性月经规律，28天一次，从月经来潮的那天倒数14天或减去14天就是排卵日。对于月经不规律的女性，可以用下面的公式来计算排卵日：最短一次月经周期天数-18=排卵期第一天，最长一次月经周期天数-11=排卵期最后一天。

2.观察子宫黏液法。

在两次月经之间有3天或5天，女性的白带比平时多且稀薄，看起来如同鸡蛋清，不仅透明度高，还很有弹性，其中拉丝最长的那一天就是排卵日。

3.用排卵预测纸测试。

排卵预测纸测排卵期需要注意的是，一定要严格按照说明来做，才能尽可能减少误差。再者就是不要使用晨尿检测，并且要在每天同一时刻收集尿样检测，收集尿液前2个小时要控制水分摄入。

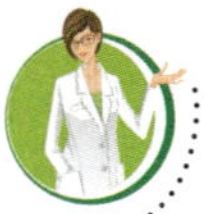

温馨小屋：基础体温测试技巧

1.早上刚醒来，在不起床的情况下用温度计测出口腔温度，注意不可进食、饮水、说话、活动。

2.将测出的体温数标在基础体温表上。基础体温表可自己绘制：横轴为日期，纵轴为体温，原点为本月的月经开始日。

3.将一个月的体温数用线连接起来，形成曲线，经2~3个月测试后便可通过曲线判断出，基础体温在36.8℃左右的那些天就是排卵期。

排卵前一周同房受孕概率最高

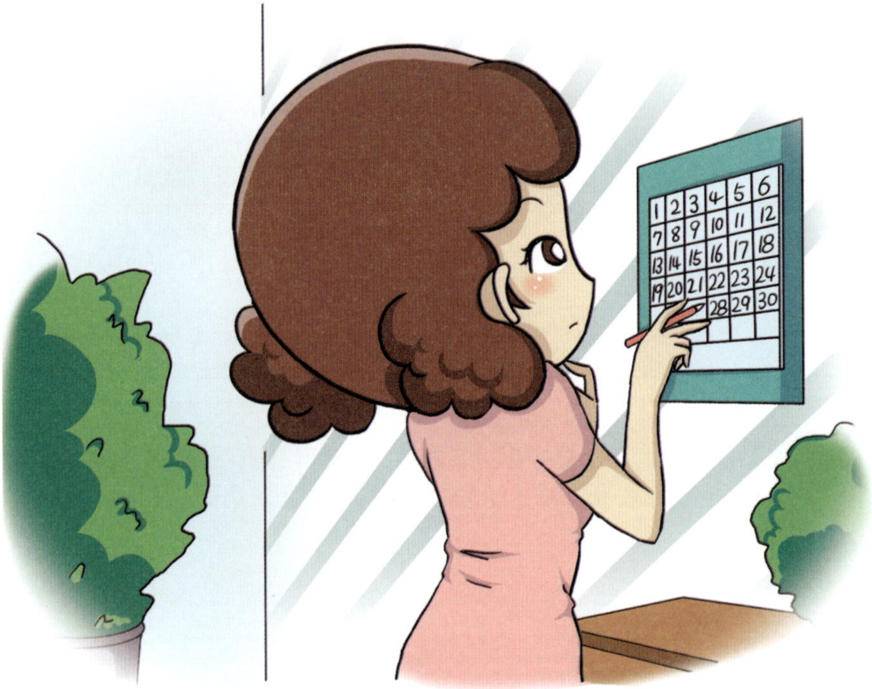

受孕前一个月注意同房频率

备孕爸妈要想按照自己选定的日子怀孕，受孕前一个月就要注意同房的频率了。同房次数过频，会导致精液过稀，精子数少，反倒不容易怀孕，因为精子也有个储存期和成熟期；同房次数过疏，会使精子老化，活力欠佳。因此，最好是按女性的排卵期同房，这样受孕的概率就会增加。

你不知道的小秘密

你知道精子会在女性体内停留多长时间吗？精子进入女性的体内后会通过很多部位，其在各个部位停留的时间不同，在阴道中停留的时间为0.5~25小时、宫颈中为48小时、子宫中为24小时、输卵管中为24小时。而卵子在从卵巢排出停留在输卵管的时间只有12~16小时，精子和卵子的结合在输卵管的壶腹部或周围发生。

让精子提前“启程”

有研究表明，在排卵期前一周进行性生活比在排卵期后进行性生活更容易受孕。女性排卵后，精子会在趋化因子的作用下加速前行，但由于精子到达输卵管的时间太久且卵子的存活时间太短，在排卵后精子再启程，受孕概率肯定很小。所以，想要提高受孕率，最好在排卵前一周就进行性生活，让精子提前“启程”，以便提前到达输卵管，等待与卵子结合。

精子的质量与性生活频率的关系

一般认为，精液的质量要达到如下标准，才具有较好的受孕能力：每毫升精液精子数量在6000万个以上，精子存活率大于60%，精子异常率低于15%，精液液化时间短于20分钟。精子数量低于2000万个，则存活率低于50%，异常率大于20%，基本上就不能受孕。

为保证精子的质量，应保持科学合理的性生活频率。过频则精子数量和成熟度都会下降，异常精子的数量增多，受孕的成功率自然就大打折扣。健康的青壮年男性，每天约能产生2亿个精子，精子生成后，要在附睾里停留一段时间，才能逐步成熟。频繁性交，精子数量不足，并且在附睾处停留时间过短，精子的质量就会大为下降。

当然，性生活频率过低也不利于受孕。精子在体内储留过久，会自然衰老，活动能力下降，异常精子数量增多，甚至死亡。一般认为，备孕期的男性保持每3~4天一次性生活是比较合理的。

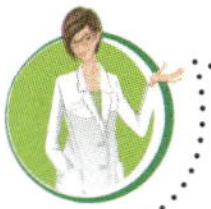

温馨小屋：女性性生活也要有节制

在备孕期，男女双方都应保持合理的性生活的频率，不可在排卵期前进行次数较多的性生活，应调理身体，增强卵子的活力。否则，就会因为阴气耗损、阴血不足影响受孕。一般情况下，在排卵期前一周每两天进行一次性生活较易受孕。

受孕的最佳性生活体位

后位式不利于受孕

“怀个宝宝吧！”话语简单，却饱含浓浓爱意。但是要挑选好最佳性生活体位，这样才利于受孕。在夫妻双方身体条件都正常的情况下，最好不要选择后位式，这样的姿势很可能使精液倒流，会降低怀孕的概率。

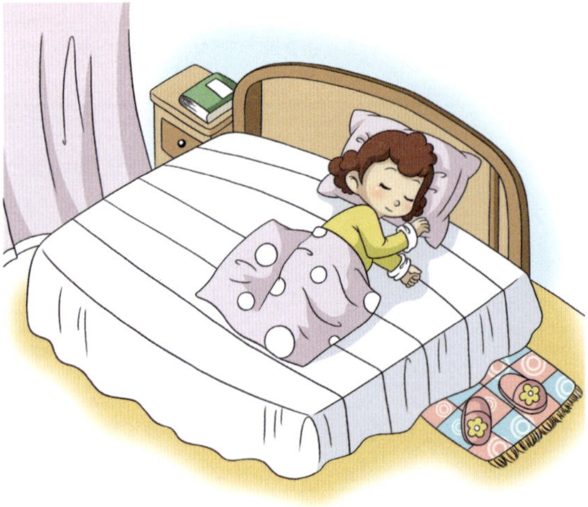

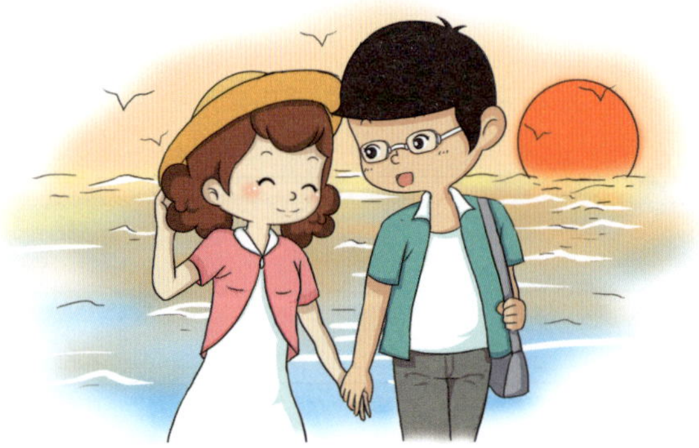

增加受孕率的姿势

在性生活后，你还有体力吗？如果可以，将双腿朝空中举起，或者将双腿举起靠在墙上，让地球引力发挥作用，使精子快速向子宫进发，这样更容易受孕哦！

你不知道的小秘密

精液在进入阴道后，会通过液化，集中在阴道穹隆中。想更好地受孕，应该让精液将子宫颈口包围，这样精子更容易穿过子宫颈与卵子相遇。而想做到这一点，选择最佳的性生活体位很重要。

子宫前位者与子宫后位者的性生活体位

1.子宫前位者：这类女性应选择男上女下仰卧位，并在性生活后在女性臀部下方放置一个枕头，让骨盆保持向上倾斜的状态，使精液将子宫颈包围，保持该姿势30分钟。

2.子宫后位者：这类女性应选择后入式，并在性生活后选择俯卧式，在女性腹部下方放置枕头，让精液将子宫颈完全包围，保持该姿势30分钟。

最不易怀孕的性生活体位

最不易怀孕的性生活体位为立位和坐位。选择立位进行性生活，女性生殖器官向下，阴道口没有完全闭合，性生活后精液中的大部分都会因为阴茎的抽离而流出，当然会降低受孕率。坐位也是同样的原理，也会减少受孕机会。

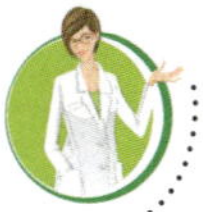

温馨小屋：放松心情让受孕更容易

夫妻性生活时，要在双方都有性要求的前提下进行，并且无其他的一些情绪或事情的干扰为好。尤其是在有了怀孕计划后，一定不要总抱着为了怀孕的念头去过夫妻性生活。

有专家指出，人体内分泌受性腺轴调节影响，性腺轴又受控于大脑皮层。如果精神紧张，大脑皮层就会受影响，进而导致内分泌发生紊乱。因此，夫妻双方在性生活时要彼此放下所有的负担，双方的轻松心态，会让怀孕的概率大大提高。

利用人体生物节律，生出聪明宝宝

智力生物钟可影响未来宝宝的智力

备孕妈妈要和备孕爸爸一起寻找二人生物节律同步的时间。只要备孕妈妈和备孕爸爸的智力生物钟同步运行在高潮期，此时受孕的宝宝将来就会智力优秀。

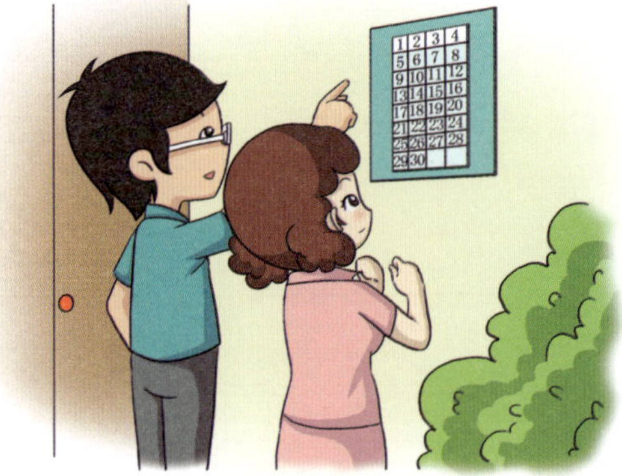

体力生物钟处于高潮，未来宝宝更强壮

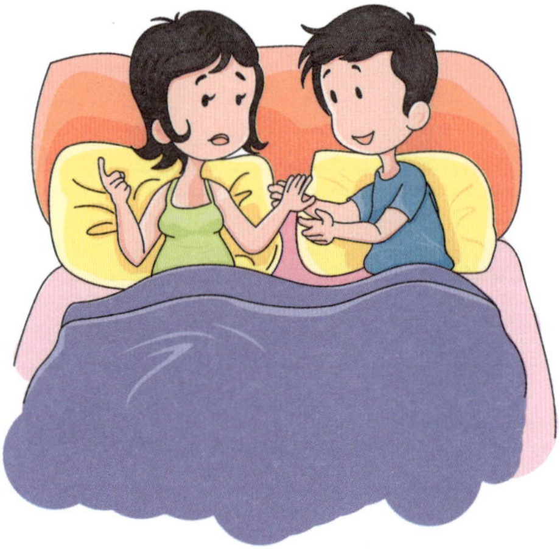

想让宝宝健康聪明，备孕爸爸还要考虑到体力同步处于高潮期，此时受孕的宝宝身体会更强壮。最好不要在夫妻双方或其中一方劳累时进行性生活。

你不知道的小秘密

有研究表明，人的情绪、智力和体力在每个月都有高潮和低潮。在高潮期，人表现得机智、幽默、体力充沛、思维敏捷。相反，在低潮期，人会表现得情绪低落，抑郁易怒，甚至乏力气短。这种现象，就是人体生物节律。

受孕时男女双方的身体和精神状态都会对胎儿的生长发育产生影响。掌握了人体生物节律的规律，最重要的意义之一就是利用人体生物节律，受孕时尽量选择双方都处于高潮的时期，避开低潮期，有利于优生优育。

人体生物节律的作用

利用人体生物节律有利于生出一个健康聪明的宝宝。比如，在选择配偶时，男女年龄大约相差两年零一个月，双方的人体生物节律易协调。最好使排卵期时的 3 条曲线与另一半的 3 条曲线协调，智力钟和体力钟都基本同步，情绪钟耦合，当然 3 项都在高峰最理想。

温馨小屋：如何计算人体生物节律

据观察，制约人的情绪的生物钟周期是28天；制约人的体力的生物钟周期是23天；制约人的智力的生物钟周期是33天。这三种生物钟都处在同一条周期线上时，人就会情绪高昂、体力充沛、智力很高。计算方法是：

1.计算从出生到打算要怀孕那个月第一天的总天数（注意：要把闰年的天数计算正确，周岁数除以4，所得的整数即是经历过的闰年数），再分别用总天数除以23、28和33，所得到的3个余数，就是3个周期在计划怀孕那个月份第一天所处的位置（注意：计算时整数部分指该生物钟已“运行”了多少周期；余数部分是指除整周期外，新开始的一个周期中生物钟运行的天数）。

2.先计划好在某年的某个月份受孕，然后算出女方在该月的排卵日，再计算排卵期时夫妻双方的人体生物节律运行值分别处于哪一期。

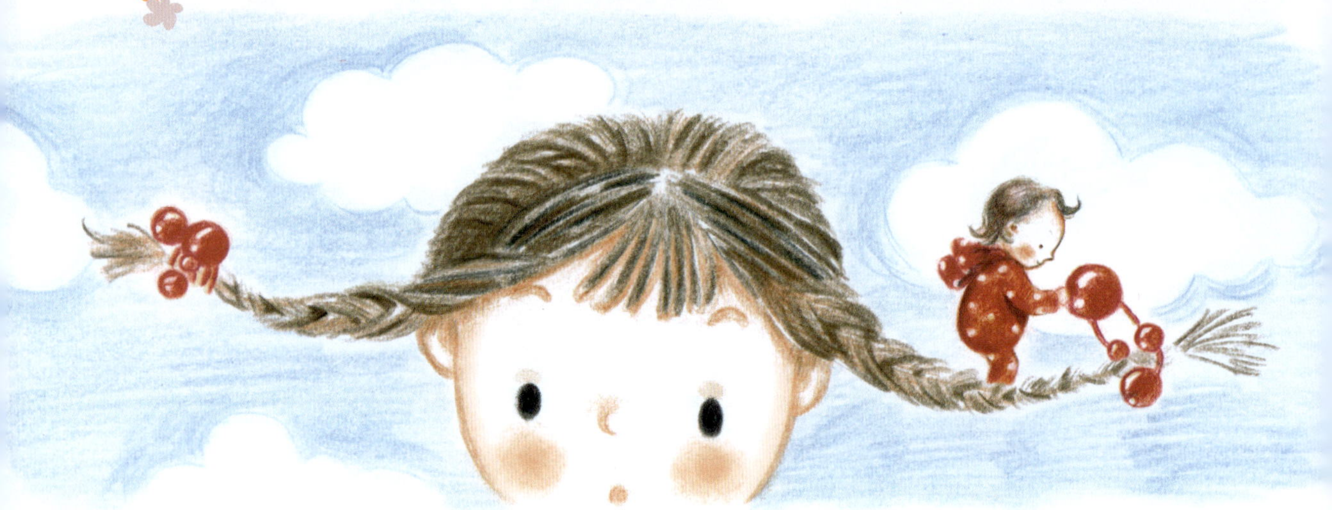

最佳受孕时机

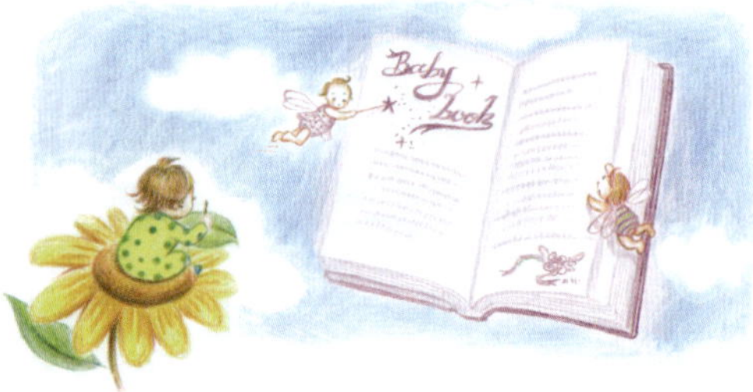

爱情是甜蜜的，怀孕是幸福的，当备孕爸妈做好了孕前的一切准备后，就意味着可以进入实质性的受孕阶段了。精子和卵子各自携带着父母的遗传物质，通过受精结合到一起，形成一个新生命，这是一个既微妙又复杂的生理过程，受许多因素和条件的影响和制约，并且充满着偶然性。最后无数个偶然形成了一个必然。因此，选择合适的受孕时间对胎儿是有一定影响的，不容忽视。

第三章

孕前检查

一个高质量的受精卵，需要高质量的精子和卵子的参与。一个胚胎的良好发育，需要一个健康的母体提供良好的宫内环境和发育所需的营养。若备孕双方患有疾病，要早发现、早治疗、早根治。优生优育，从孕前检查开始做起。

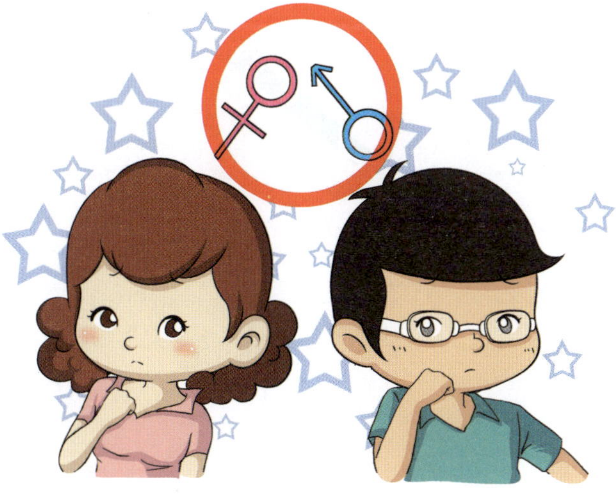

女性的优生检查(1)

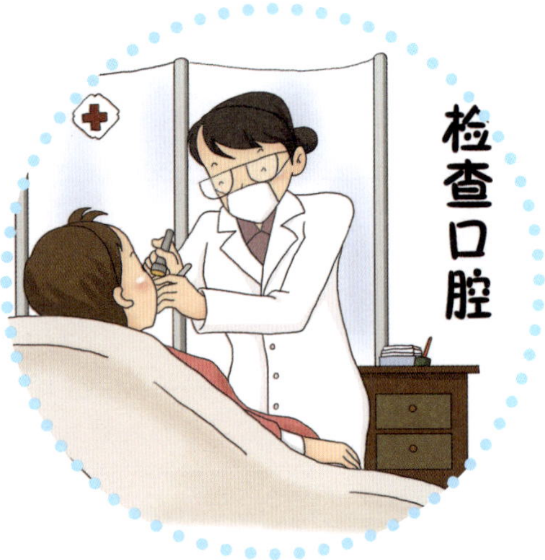

孕前谨防牙龈炎

你可知道如果怀孕后患牙龈炎是会影响胎儿健康的吗？因此，一定要在怀孕前及时看牙医，不要把牙龈炎带到孕期里，避免对胎儿产生不利的影响。

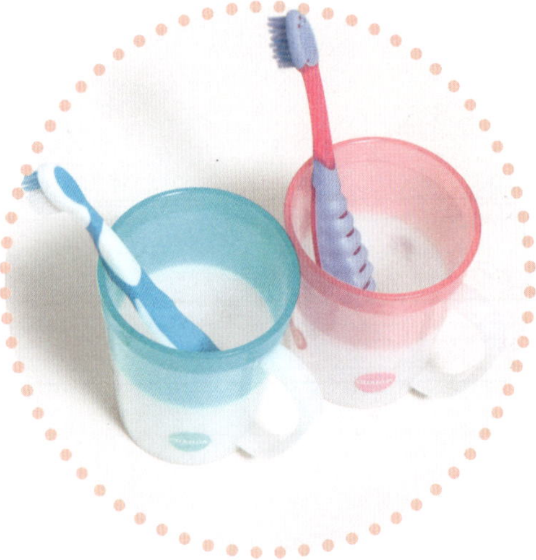

孕前口腔卫生很重要

孕前至少要去正规的医院看口腔科，给牙齿做个全面体检。平时要坚持每天饭后刷牙，还要注意营养的摄入，多吃蔬菜和水果，这样能够给予牙齿更好的呵护。

你不知道的小秘密

如果在孕期患上口腔疾病会很麻烦，首先是疼痛会给孕妈妈带来危险，再有就是用药方面，很多药在孕期是禁用的，这些药物会威胁到胎儿的健康。如果孕期牙痛需要就医，最好选择在孕中期去治疗，选择正规的医院，能够最大限度地保证母胎的安全。

怀孕前的口腔检查有哪些项目

1.牙龈炎和牙周炎。怀孕期间，由于女性体内的雌性激素明显上升，容易诱发牙龈炎，甚至破坏牙周骨组织。若是中度、重度的牙周炎，会增加早产儿和低体重儿的概率。

2.阻生智齿。阻生智齿的牙体与牙龈间存在较深的间隙，容易积留食物残渣，导致细菌滋生、繁殖而直接引起智齿冠周炎，影响胎儿健康，应在孕前将阻生智齿拔除。

3.龋齿。龋齿严重后会爆发急性牙髓炎或根尖炎，孕妈妈若服药不慎会给胎儿造成不利影响。

4.口腔卫生。要知道孕期口腔常见病都与口腔卫生状况密切相关，因此，孕前需要知道如何正确地刷牙和使用牙线，以及在孕期里如果患口腔疾病，何时进行治疗才安全等相关知识。

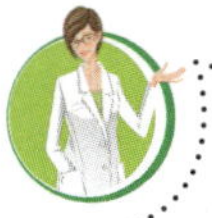

温馨小屋：应该什么时候做孕前检查

一般情况下，医生会建议夫妻两人在孕前3～6个月就做检查。这样做，在补充营养、叶酸以及接种疫苗方面都可留有充裕的时间。此外，一旦检查出其他问题，可以有时间进行干预治疗。

女性的优生检查(2)

女性在孕前一定要进行优生五项检查

女性在受到 TORCH（可导致先天性宫内感染及围产期感染的病原体）的感染后，身体不会出现不适感，但如果在这种情况下怀孕，胎儿便会受到很大的影响，在孕初期会增加流产、胎停孕的概率，在孕后期会增加流产、胎儿先天缺陷的概率。所以，女性在孕前一定要进行优生五项检查。

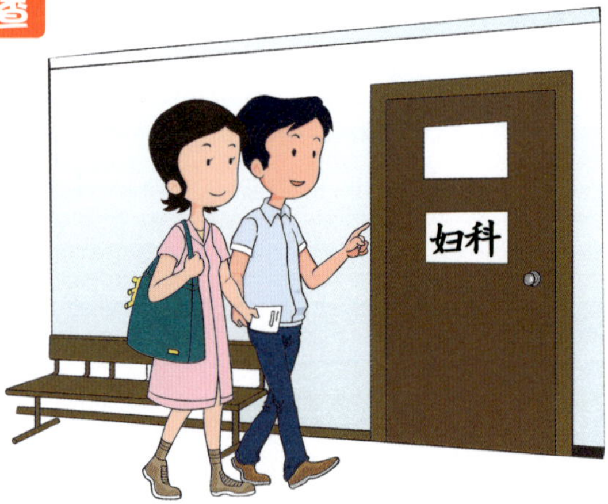

什么时间做优生五项检查最佳

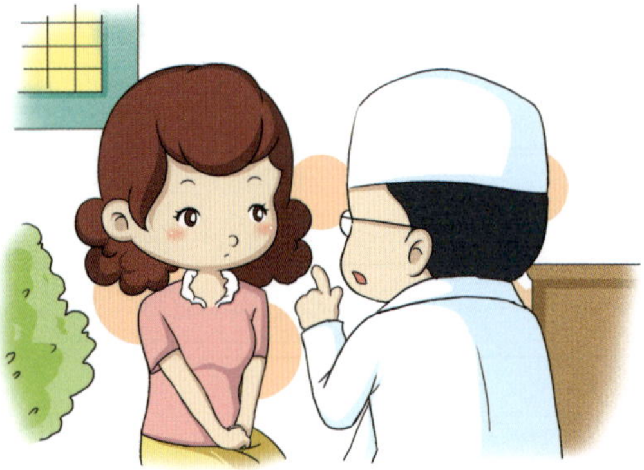

备孕女性最好在备孕前半年进行优生五项检查，这样既可以检查出夫妻双方有没有不利于怀孕的疾病，还可以帮助女性做孕前的准备。这些检查主要就是排除有病毒的可能性，如果感染了这些病毒，也不要过于焦虑，只要在医生指导下治疗，大部分人都可以安全孕育下一代。

你不知道的小秘密

优生五项检查就是病毒抗体检查，英文缩写为 TORCH，TORCH 是一组病原微生物的英文名称缩写，其中 T 代表弓形虫，是 Toxoplasma 的缩写；O 代表其他柯萨奇病毒，是 Other 的缩写；R 代表风疹病毒，是 Rubella Virus 的缩写；C 代表巨细胞病毒，是 Cytomegalo Virus 的缩写；H 代表单纯疱疹病毒，是 Herpes Stmplex Virus 的缩写。

教你看懂 TORCH 血清学检测报告单

检查女性是否被TORCH感染，通常会取人体内的血清做检测。通常，在TORCH血清学检测报告单上会出现以下几种可能：

1. IgG阳性IgM阴性：表示有过这种病毒的感染史，或曾经接种过相关疫苗，自身有免疫力，若怀孕，不容易使胎儿受到感染。

2. IgG阴性IgM阴性：表示女性很容易受到这种病毒的感染，若怀孕了，应多次进行此项检查，查看结果是否出现变化，以咨询医生能否继续妊娠。

3. IgG阳性IgM阳性：表示女性为原发性感染或又被感染，可经过IgG亲和试验进行确认。

4. IgG阴性IgM阳性：表示女性在前不久刚被感染，或出现了急性感染，还有一种可能是受到了其他因素的影响使检测结果出现了IgM假阳性。所以，当检测结果为这一项时，女性在两星期后需要复查，若检测结果出现变化，应马上咨询医生是否可以妊娠。

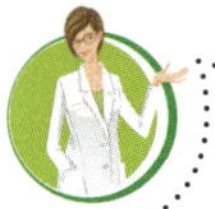

温馨小屋：TORCH的危害

1.弓形虫会导致胎儿脑内钙化、小脑积水。
2.巨细胞病毒会导致小头畸形、脑内钙化。
3.风疹病毒会导致皮疹以及胎儿的器官畸形。
4.单纯疱疹病毒会导致角膜炎、结膜炎、皮肤水疱。

女性的优生检查(3)

白带常规化验项目

一般的白带常规化验单有如下检测项目：pH 值、阴道清洁度、真菌与滴虫、胺试验、线索细胞、支原体、衣原体检查。

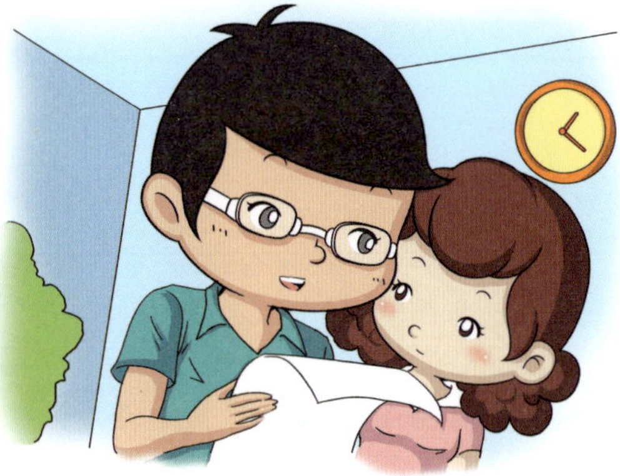

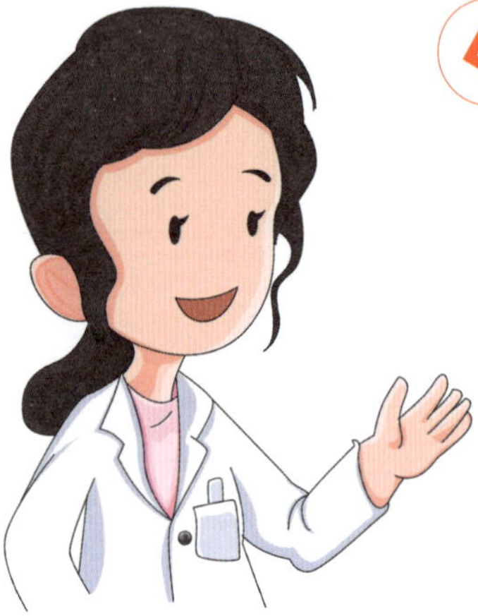

女性不孕要着重做子宫内膜及输卵管检查

女性不孕要进行子宫内膜检查，了解有无排卵或黄体功能状态，同时还需要了解宫腔的大小，排除宫腔病变，如结核、子宫肌瘤等。另外，还要做输卵管通畅检查，了解输卵管通畅与否，以及子宫输卵管发育是否正常，有无畸形等。

你不知道的小秘密

生殖系统检查属于孕前检查的一项。有妇科疾病者最好先彻底治疗，然后再怀孕。因为一些生殖道致病微生物，如淋球菌、沙眼衣原体等可引起胎儿宫内感染，影响胎儿的正常发育。如有感染，应治愈后再受孕，否则会引起流产、早产等危险。

生殖系统检查的注意事项

1.检查时间最好选在月经结束后1周内，有利于医生更精确地掌握你的健康状况。

2.检查的前1天晚上不要过性生活，因为男性的精液和安全套上的杀精剂都可能出现在第二天的化验样本中，影响医生的诊断。

3.体检前，可以将想咨询医生以及医生可能询问的情况做个记录，包括过去的病历（切忌隐瞒）、最近3个月的月经是否正常、性生活是否正常、是否有过妊娠经历等。

4.检查前的24小时内，可以清洗外阴，但不要冲洗阴道，即使阴道分泌物增多也不要冲洗。因为这样做很容易将引起疾病的细菌冲掉，影响医生做正确的诊断。

5.做盆腔检查时，如果有尿意，一定要先去卫生间，否则膀胱充盈会直接影响检查的效果。

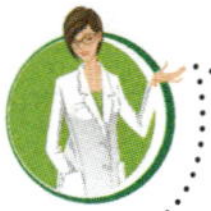

温馨小屋：生殖系统检查的项目

生殖系统检查项目包括外阴部检查、宫颈检查 、白带常规检查 、子宫及附件检查。外阴部检查可了解有无生殖道炎症、肿瘤、畸形等。宫颈检查应做宫颈抹片检查以排除宫颈病变的可能性。白带常规检查可查出是否有滴虫、真菌、支原体、衣原体感染、阴道炎症以及淋病等性传播疾病。如无特殊情况，对梅毒、艾滋病、乙型肝炎、丙型肝炎等一般都会在孕早期通过血液检测。

女性的优生检查(4)

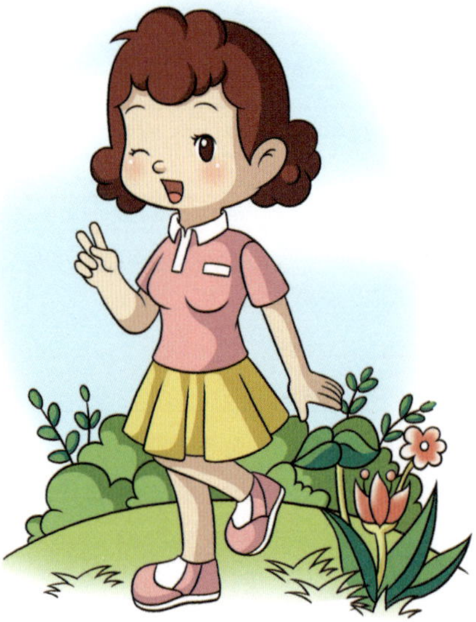

调节内分泌从调节心理开始

女性要调整好自己的心态，不能把对宝宝的渴望放得太大，这样只能加重自己的紧张和焦虑，影响受孕。调节内分泌主要是调节心理，心态保持平和、开朗、乐观，再辅助药物治疗。

饮食调节内分泌也很重要

备孕妈妈可以通过饮食来调理内分泌：如桃子、苹果、柠檬、西蓝花、生菜、芹菜等富含维生素的新鲜蔬果；鱼、虾等富含蛋白质的食物，每周食用两次，将有助于保持内分泌系统的平衡；牛奶、鸡蛋、谷类、豆类和坚果等富含钙和维生素 B 的食物。这些食物都有助于保持内分泌平衡。

你不知道的小秘密

女性身体里存在各种激素，且各激素的比值保持平衡，女性内分泌才健康。研究发现，由于环境污染、生活节奏加快、压力增大等因素的影响导致很多女性出现内分泌失调，而内分泌失调恰恰是导致目前一些女性无法怀孕的原因之一。

内分泌检查的各项指标意义

内分泌检查结果的各项性激素指标可以反映不同的情况。

1.如促卵泡素（FSH）过高，说明卵巢的储备功能差，这时可先用药增加卵巢储备，保护卵巢内激素受体。

2.如雌二醇（E2）过高，说明可能有残存的卵泡，不宜进行促排卵治疗。

3.如促黄体生成素（LH）过高，就会影响卵泡质量，卵泡受精力下降，流产概率增加，可先进行降LH治疗。

4.如催乳素（PRL）过高，也会影响排卵和黄体功能，这时主要用溴隐亭对症治疗即可；如果FSH、LH、E2均太低，有可能是下丘脑-垂体性功能低下，可考虑用促性腺激素替代治疗。

5.如黄体酮（P）值过低，可能是黄体功能不全，排卵型子宫功能失调性出血。

6.如睾酮（T）值高，则属于高睾酮血症，可引起女性不育。

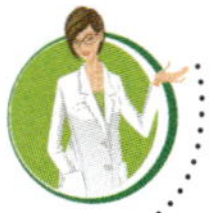

温馨小屋：妇科内分泌检查要注意哪些问题

进行妇科内分泌检查的最佳时间是月经来的第3～5天。如果已经发生闭经情况，则可以随时检查，但对于使用激素调理可以来月经者，也可以药物治疗之后检查；如果是时间方面的特殊情况，也可以随时检查，但必须注明月经周期的具体时间。为了检查准确，在检查之前不可服用性激素类的药物，如果已服用，应该在激素彻底排泄之后检查，否则可能发生误诊。

男性的检查

接受询问

备孕爸爸要接受详细的询问，比如，自己的直系、旁系亲属中有没有人出现过反复流产的现象，或是生过畸形儿，这些状况对医生判断是否存在染色体疾病有很大帮助，从而有助于预防出生缺陷。

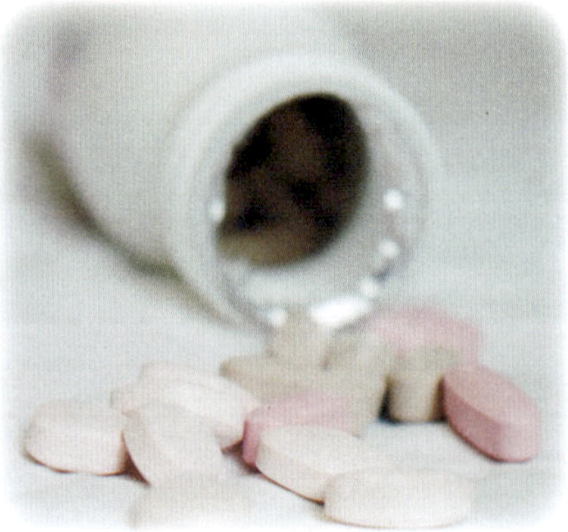

检查出问题要谨慎用药

有些药物会直接杀死精子或延缓射精，不利于女性怀孕，所以，当备孕爸爸检查出身体存在问题时，应在医生的指导下服药。通常，备孕爸爸不宜服用含有肥皂草、象耳草、吊灯花、满天星等植物的中药，也不宜使用吗啡、红霉素、解热止痛药、酮康唑等药物。

你不知道的小秘密

想要孕育健康的宝宝，备孕爸爸的检查十分必要。孕前检查除了要排除有遗传病家族史，还要排除传染病、性病，特别是梅毒、艾滋病等，虽然这些病的病原体对精子的影响现在还不明确，但是这些病原体可能通过备孕爸爸传给备孕妈妈，再传给肚子里的胎儿，使宝宝出现先天性缺陷。

健康男性每次射出精子量标准

健康男性每次射精量为四五毫升，若是男性每次射出的精子量不足1毫升或多于6毫升，都不利于生育。通常，精子数量为（50～100）$\times 10^6$/毫升，若是男性的每毫升精液中存活的精子数量不足20×10^6，就会导致不育。

备孕爸爸育前检查项目

备孕爸爸在孕前应该做常规的健康检查，如血、尿常规，肝肾功能和精液检查等，结果若出现异常应进行相应的治疗，暂缓怀孕。同时可以做性病及性传播疾病的筛查：乙型肝炎、丙型肝炎、艾滋病、梅毒、淋病等，以避免直接将病毒传染给妻子和胎儿。此外，还可进行外周血染色体检查，排除染色体异常的可能。

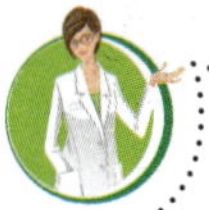

温馨小屋：看颜色知精液是否正常

通过观察精液的颜色，便可得知精液是否正常：乳白色、淡黄色（由长期不射精所致）的精液是正常的；红色、淡红色、棕红色、酱油色的精液是不正常的。当精液呈现偏红色时，很可能是患上了精囊炎或前列腺炎。

孕前防疫

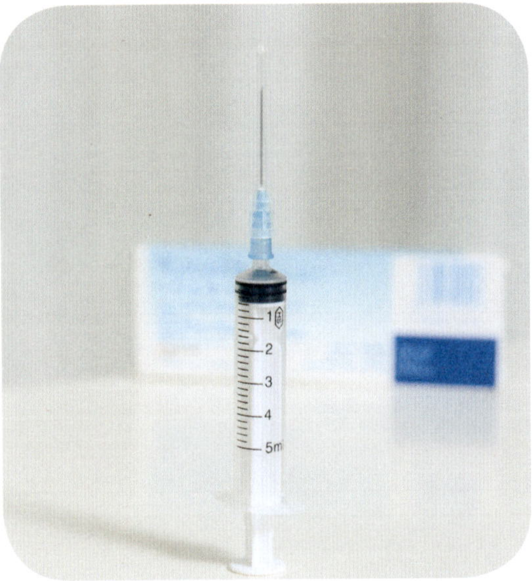

打疫苗针很有必要

为胎儿创造一个温馨、健康的生长发育环境，备孕妈妈在孕前最好要“挨一针”。风疹疫苗的有效率大概为98%，终身无须再打；乙肝疫苗的免疫率超过95%，时间为7年以上。

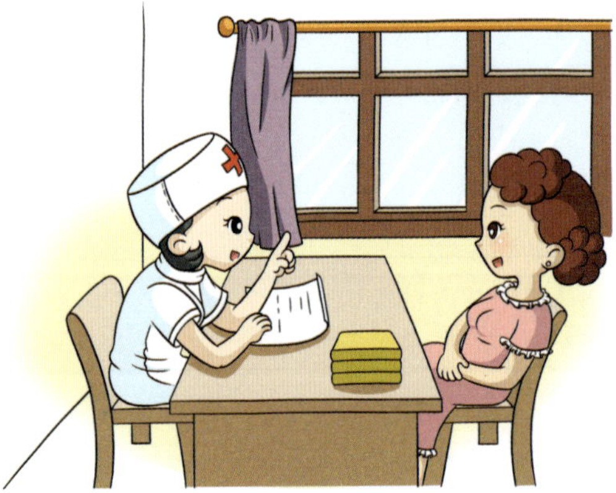

疫苗不是打得越多越好

注射疫苗虽然可以让备孕妈妈远离多种疾病，但它是病原或者是活性不高的病毒，不是打得越多越好。想预防疾病，备孕妈妈最好多锻炼身体，提高自身的抵抗力。

你不知道的小秘密

针对某些传染疾病最直接、最有效的办法是注射疫苗。一般来说，孕前最好能接种两种疫苗：一是风疹疫苗，用于预防孕妈妈感染风疹后出现先兆流产、流产、胎死宫内等严重后果，或可能导致的胎儿畸形，目前国内使用最多的是麻风腮疫苗，注射一次可预防风疹、麻疹、腮腺炎三种疾病；另一种是乙肝疫苗，用于预防胎儿成为慢性乙肝病毒携带者。

注射乙肝疫苗的程序

一般需要按照0、1、6的程序注射。即从第一针算起，在此后1个月时注射第二针，在6个月时注射第三针，加上注射后产生抗体需要的时间，至少应在孕前9个月内进行注射。

经常在外就餐的备孕妈妈应注射甲肝疫苗

甲肝属于自限性疾病，但也有极少数人会发生进行性恶化，进展为重型肝炎，尤其是老年、妊娠或免疫功能低下的患者。如果在备孕期感染甲肝病毒，随后怀孕的话，对孕妇及胎儿会造成很大威胁。因此，在备孕期一定要注意预防甲肝。

甲肝病毒主要通过两种方式使人感染：一是水源，二是饮食。在家就餐的话，饮食卫生一般都可以保证。如果在外就餐的话就需要特别注意了，医生建议，准备怀孕的女性，特别是经常在外就餐的备孕妈妈，应注射甲肝疫苗。注射一次，可免疫5～10年。

另外，除了卫生情况难以保证，餐馆里的饭菜一般盐和油脂都比较多，为了保证色香味还可能加入各种添加剂，这些对备孕都是非常不利的。因此，备孕期间，一定要减少在外就餐的次数。即使在外就餐，也应选择清淡一些的饮食。在点菜的时候，注意荤素搭配，保证营养均衡。

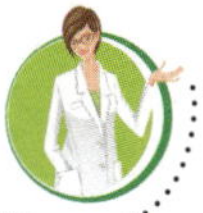

温馨小屋：备孕妈妈注射疫苗的时间

除了乙肝疫苗需要备孕妈妈在孕前9个月注射外，风疹疫苗、水痘疫苗、甲肝疫苗、流感疫苗（建议抵抗力弱的备孕妈妈选择注射）注射的时间都为孕前3个月。

遗传咨询

需要进行遗传咨询的夫妻

备孕期间，以下几类夫妻需要进行遗传咨询：

1. 以前生育的孩子中有患遗传病的备孕夫妻。
2. 以前生过智力低下或先天畸形儿的备孕夫妻。
3. 想怀孕的 35 岁以上的女性。
4. 经常在不良环境下工作的备孕夫妻。

为什么“一娘生九子，连娘十个样”

同父同母的孩子中，虽然都有一半的染色体和父母一样，但他们之间的染色体也存在着不同。因为当染色体在进行减数分裂时，同源染色体（指大小、形态结构一样的一对染色体，其中一条来自父亲，另一条来自母亲）会进行配对，发生染色体交换。不是同源的染色体，也可以相互进行组合，这样就出现了遗传变异，使个体不同。所以，“一娘生九子，连娘十个样”。

你不知道的小秘密

在备孕期间为什么要进行遗传咨询？是为了确定遗传病患者和携带者生育患病下一代的危险率是多少，以便采取相应的预防措施，尽量降低咨询者生出患遗传病或先天畸形的下一代的概率。

遗传性疾病的特点

1. 家族性。遗传病患者的基因中存在致病的基因，在婚配后将致病基因遗传给下一代，使家族成员中总是出现该种遗传病。

2. 先天性。大部分遗传病患者都是先天性患病，有一部分是在出生时没患病，在某一年龄发病。

3. 终生性。大部分遗传病都会跟随患者一生，不容易治愈，但可改善。比如，患有蚕豆病的人不接触蚕豆，不靠近蚕豆花粉就可有效减少发病概率。

如何预防遗传病

预防遗传病的方法主要有4种：不与直系血亲或三代以内的旁系血亲结婚；注意观察结婚对象的家族史，了解对方是否有遗传病史；扩大自己挑选结婚对象的范围；不选择患有严重影响生活和工作的遗传病的对象结婚。

温馨小屋：难以改变的遗传性状

在人类的遗传中，很多遗传性状难以改变，比如，男女双方都是黑皮肤，其子女肯定不是白皮肤；男女双方的身材都胖，其子女肥胖的概率在50%以上；男女双方均为高度近视（近视在600度以上），其子女一般为近视眼；男女双方有一方为双眼皮，其子女通常为双眼皮。

伴性遗传疾病

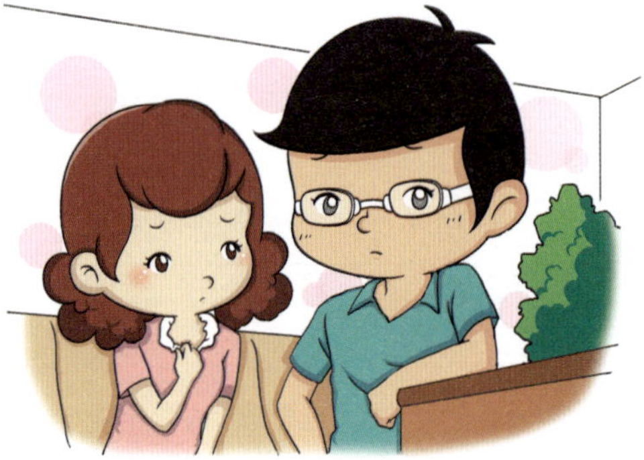

常见的X伴性遗传病有哪些

X伴性显性遗传病一般有遗传性肾炎、抗维生素D佝偻病、脂肪瘤等；X伴性隐性遗传病一般有血友病、色盲、先天性夜盲症、眼白化病、葡萄糖6-磷酸脱氢酶（G6PD）缺乏症等。

怎样预防伴性遗传

伴性遗传会因为致病因子所存在的染色体不同而使不同性别的下一代患病，有这种情况的夫妻，可对医生说明情况，做胎儿性别鉴定，以便于利用选择生男生女避免此遗传病。

你不知道的小秘密

当致病基因在性染色体上，并导致疾病出现时，可将这种病叫做伴性遗传病。该病有两大类：一类为X伴性遗传病；另一类为Y伴性遗传病。确定伴性遗传病属于哪种类型，从而可选择生男或生女来避免此类遗传病。

“我”是伴Y染色体遗传病

“我”生活在Y染色体上，X染色体上没有“我”的“姐妹”，所以，“我”只能通过Y染色体进行传递，“跳到”子孙的Y染色体上。因此，人们把“我”称为“全男性遗传”。

温馨小屋：认识X伴显性遗传和伴隐性遗传

1.X伴显性遗传：在X染色体上的显性致病基因所引发的疾病就是X伴显性遗传病，它主要有以下特点：

（1）无论男女，存在此致病基因便会发病，女性患此病的概率是男性的2倍。

（2）男性患者的女儿会患此病。女性患者有一条X染色体上存在致病基因，其子女患此病的概率为50%。

2.X伴隐性遗传：在X染色体上的隐性致病基因所引发的疾病就是X伴隐性遗传病，它主要有以下特点：

（1）女性两条X染色体上都存在该致病基因才会患病，男性的X染色体上只要存在该致病基因便会患病。

（2）患病男性与不患病女性结合，其子女通常不患此病；患病女性与不患病男性结合，其儿子皆患此病。

孕前常见病的预防

备孕期治好阴道炎

阴道炎症，反反复复，惹人心烦。在孕前，备孕妈妈一定要治愈阴道炎哦！因为在怀孕后，阴道炎可能导致羊膜感染、早期破水，从而造成早产。

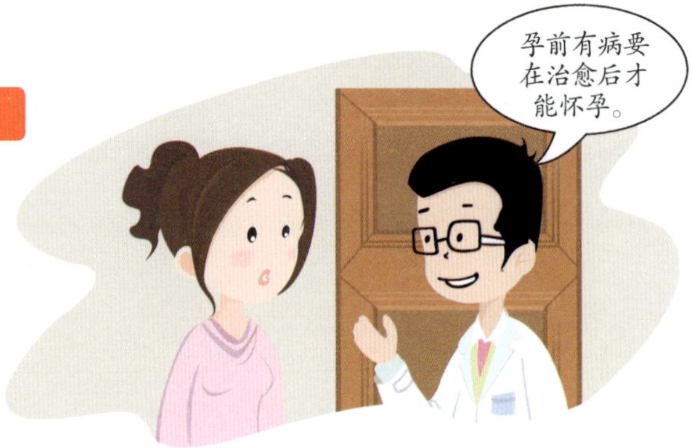

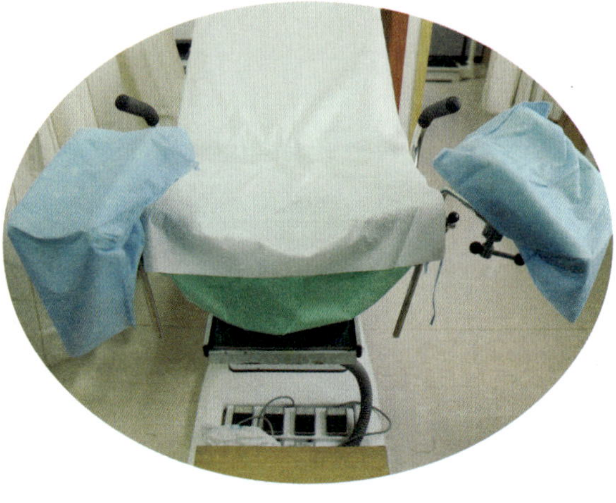

女性私处检查的仪器

备孕妈妈在检查私处时需要在图上的仪器上进行，特别是检查阴道炎症，医生需要采取患者私处的分泌物，然后进行化验。

你不知道的小秘密

在孕前，应该预防及治愈以下几种疾病：贫血、高血压、心脏病、糖尿病、阴道炎、膀胱炎和肾盂肾炎、结核病、肝脏病、肾脏病、精神病。若是备孕妈妈和备孕爸爸有一方患有以上疾病中的一种，都应积极治疗，暂缓怀孕。

防治生殖道感染有多重要

女性生殖系统疾病比男性更为多见，如性传播疾病及炎症引起的疾病等，都会导致不孕。男性生殖系统感染也会影响精子质量，因此防治生殖道感染对于男女都十分重要。

认识阴道炎症

1. 真菌感染：症状为白带量变多、阴部灼热并疼痛、性交疼痛。对此，应每天更换内裤、清洗外阴，不使用公共坐便器可减少患病概率。

2. 滴虫感染：症状为外阴痒痛、尿频，有时出现血尿。对此，应注意个人卫生和经期卫生，慎用公共马桶等。

3. 淋球菌感染：症状为排尿疼痛、尿频。对此，应洁身自好、注意个人卫生、不乱用抗生素可减少患病概率。

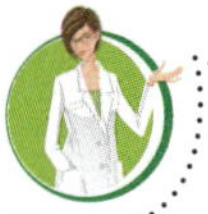

温馨小屋：预防妇科病，使用卫生巾有讲究

1.卫生巾的存放位置要求干燥、清洁，不可放在卫生间中，卫生巾一旦受潮不应再使用。

2.使用时要经常更换卫生巾，即使卫生巾吸收量很大，也应及时更换，以免细菌大量繁殖。

3.尽量不购买接近保质期的卫生巾，过期卫生巾应丢弃不用。

孕前不要随便用药

备孕期不服用抗生素、激素类药物、抗癌药

抗生素、激素类药物、抗癌药在备孕期间都不能使用，备孕爸妈需要一个无药物积累的身体。激素类药物会导致胎儿男性化或女性化。有些激素还会使女宝宝成年后出现阴道肿瘤。

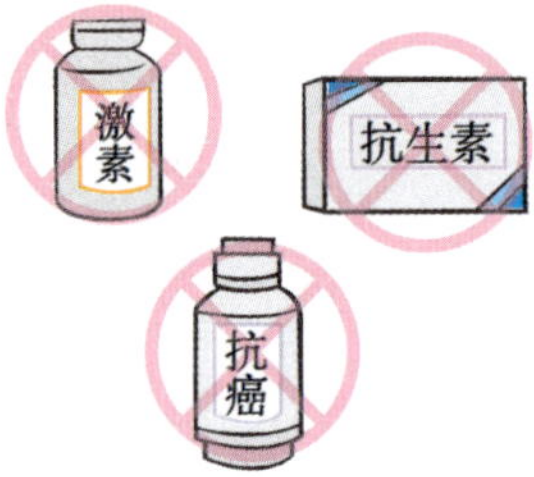

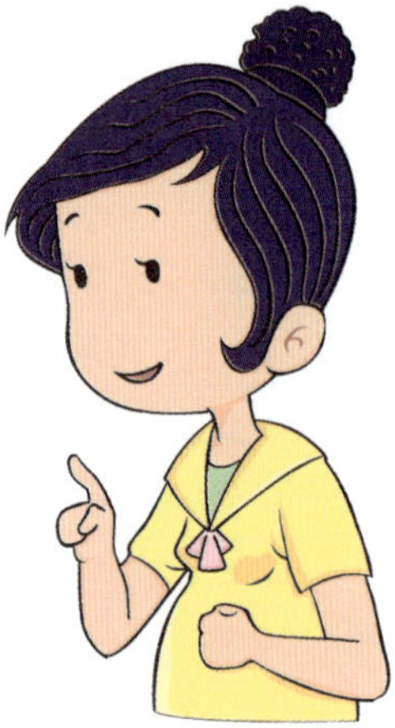

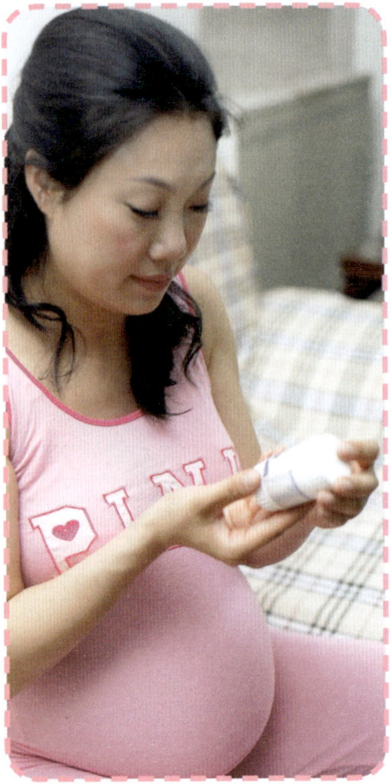

安眠药危害男女生殖功能

深夜降临，困意时时不来，安眠药就在眼前，要不要服用呢？千万不要哦！安眠药对男女双方的生理功能和生殖功能均有损害。不妨通过睡前运动、喝牛奶等方式改善睡眠。

你不知道的小秘密

孕前因病或其他原因需服药时，要特别注意。因为一些药在体内停留和发生作用的时间比较长，有时会对胎儿产生影响。在计划怀孕前 3 个月服药应当慎重，抗组胺剂、具有解热镇痛作用的阿司匹林等都不宜长期服用。如果必须服药，应请教医生或有关专家，把自己的情况详细说明，并向其征询意见。

药物对胎儿的潜在危害

异维甲酸：引发出生缺陷、流产。

奎宁：危害很多，可能会导致出生缺陷。

吗啡：导致胎儿体形瘦小、出生儿呼吸困难甚至死亡。

避孕药：可能导致心脏、四肢缺陷，使性器官发育不正常。

男性也要谨慎用药

精子的发育要经历初级精母细胞—次级精母细胞—精细胞—精子的过程，这个过程大约要 70 天。之后的 20 天，精子会在附睾里面发育成熟。也就是说，精子的整个成熟周期大约为 3 个月。如果在这期间用药，稍有不慎，所用的药很可能是一种染色体致畸剂导致精子发生诱变。因此，计划怀孕前三个月，男性就要谨慎用药，若需用药，一定要向医生申明正在备孕，在医生的指导下用药。

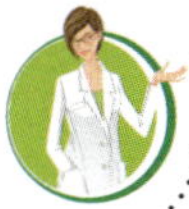

温馨小屋：停止使用阴道冲洗液

经常使用冲洗液，不仅会破坏阴道中的酸碱度平衡，还可能因为使用方法不当使阴道中的细菌进入子宫，导致盆腔炎，从而增加患上宫外孕的风险。女性一旦患上宫外孕，不及时治疗，便会出现生命危险，还有可能导致女性的生育功能出现异常，甚至失去生育能力。此外，有些冲洗液中的成分对胚胎和胎儿有害。

女性孕前检查项目汇总

女性孕前检查项目	
检查项目	检查详情
生殖系统检查	可排除生殖系统炎症、肿瘤、畸形等
优生五项检查	通常需要排除风疹、弓形虫、柯萨奇病毒、巨细胞病毒、单纯疱疹病毒
肝、肾功能检查	肝功能检查需要检查肝功能、血糖和胆汁酸等；肾功能检查需要检查尿素氮、肌酐、尿酸等
血、尿常规检查	血常规检查主要包括红细胞计数、血红蛋白及白细胞计数、分类及血小板计数；尿常规检查需要检测尿糖、蛋白及红细胞等项目
口腔检查	在孕期治疗牙病，对胎儿易造成不良影响，所以孕前一定要进行口腔检查
妇科内分泌检查	此检查主要包括促卵泡生成素、促黄体生成素、孕激素等检查，一共6项
ABO 溶血检查	主要针对的对象为丈夫血型为A型、B型或AB型，而妻子血型为O型或者有不明原因的流产史的女性
Rh 血型不合检查	Rh血型不合可能导致新生儿溶血症，甚至在胎儿时期就死亡
染色体异常检查	如果夫妻二人中一人有遗传病家族史，就需要做此项检查

第四章

心理准备

宝宝，是一个生命，一旦要了，就不能“退货”。在备孕期间，男女双方都应思考清楚，自己真的做好要宝宝的准备了吗？你的经济状况会不会因此受到影响？你愿意牺牲自己的部分娱乐时间养育宝宝吗？

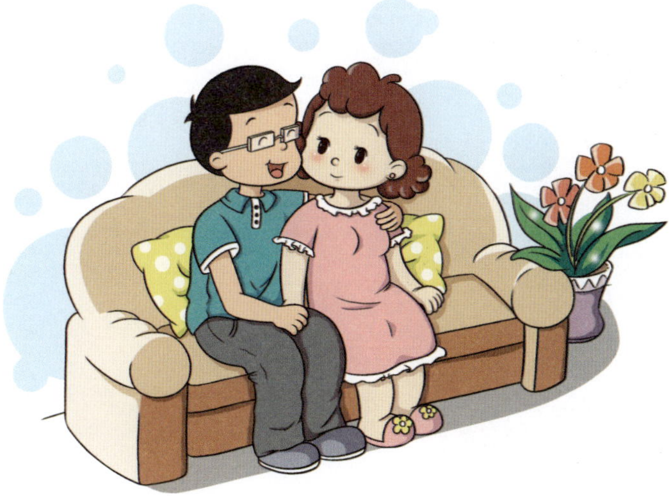

现在想要宝宝吗

迎接小宝宝要做好经济准备

准爸爸，做好迎接小宝宝的思想准备了吗？你现在具备提供给宝宝优质生活的经济条件了吗？这个问题很现实，是必须考虑的问题。家庭中增加了一位新成员，就意味着你的责任更大了，负担更重了。

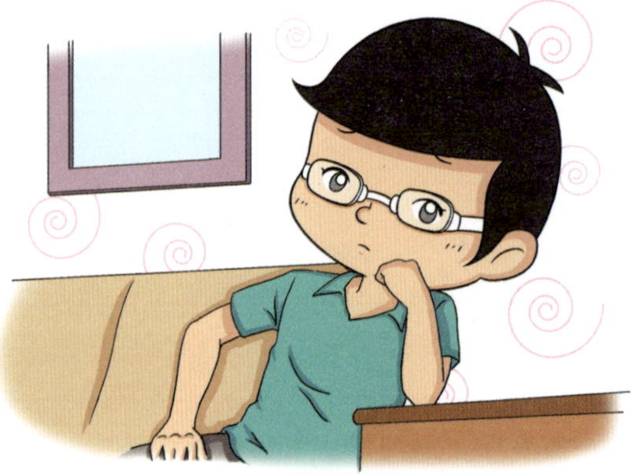

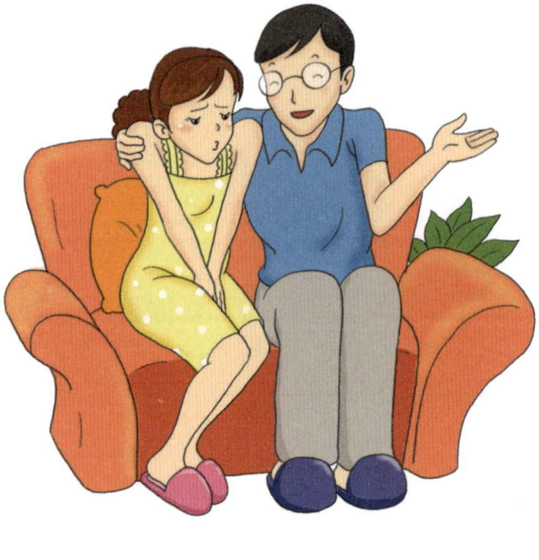

丈夫要做好承担部分家务的准备

妻子怀孕后，身体行动不便，特别是孕中期、晚期，做下蹲、弯腰等动作不方便，丈夫需要为妻子分担大部分家务，比如，做饭、擦地等，所以，在备孕期间，丈夫一定要做好这一心理准备。

你不知道的小秘密

现在想要宝宝吗？你真的做好成为爸爸或妈妈的准备了吗？在这个问题上，丈夫要多考虑一些，因为在孕期，妻子会变得异常敏感，可能提出很多看似无理的要求，丈夫要在孕前做好这一心理准备，包容在孕期的妻子，避免夫妻间摩擦和争吵。

备孕爸爸无需担心过多

许多男性都会觉得妻子怀孕和养育宝宝会成为自己事业上的牵绊，并有这样或那样的担心。有些男性担心处于事业上升期的时候，孕育宝宝会让自己分心，影响自己的事业。其实，研究表明，男性事业上的成功与做个好爸爸是没有冲突的。那些肯花时间多陪伴妻子和宝宝，与妻子感情和睦，与宝宝关系密切，拥有一个令人羡慕的美满家庭的男性，在工作上的表现往往会更出色。

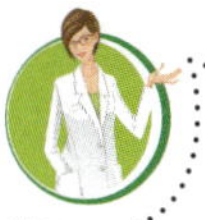

温馨小屋：备孕爸爸的心理准备

1.养育孩子不是妻子一个人的事情，成为父亲就意味着要承担此项责任。

2.养育孩子，你的责任、经济负担会加重，而自由时间会变少。

3.孕期，妻子需要更多的疼爱，你需要多花时间和心思来陪伴照顾妻子。和妻子一起学习孕产和育儿类的知识，学习如何成为一个合格的爸爸。

家庭生活会发生的变化

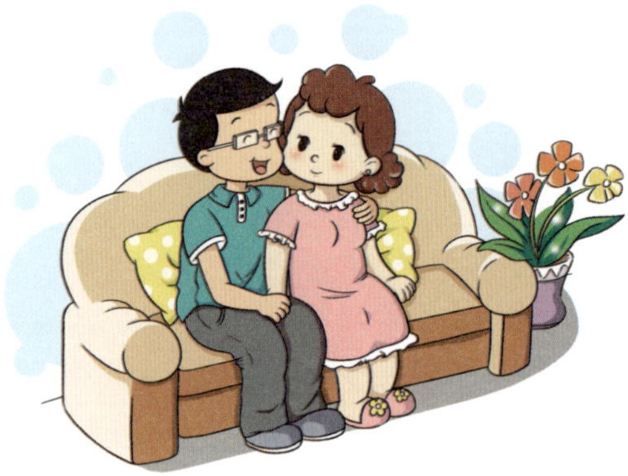

有宝宝后对未来会更有规划

在没有宝宝时，夫妻二人的生活可能比较随意，对未来也没有规划，但是有了宝宝后，夫妻二人会因为生活压力的增加，想问题所考虑的方面会更全面，而为了让宝宝今后生活得更美好，也会对未来有更多的规划。

有宝宝后对家的依恋更强

在没有宝宝时，夫妻二人更愿意在外面度过更多的快乐时光，但有了宝宝后，心就有了牵挂，即使外面的娱乐项目再精彩，也想回家陪自己的孩子。

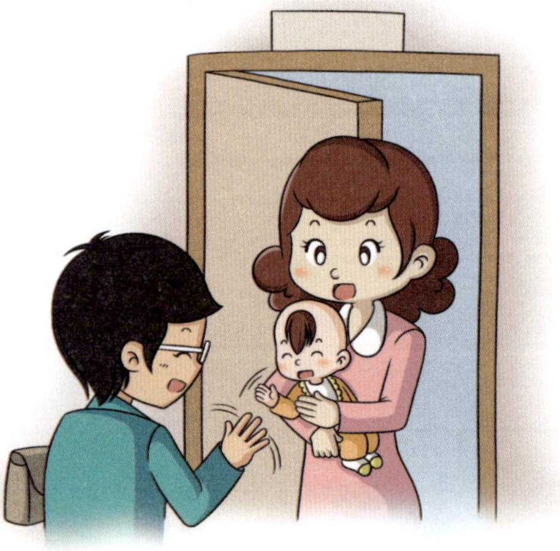

你不知道的小秘密

女性怀孕后，家庭生活会发生很多变化，妻子会更需要丈夫的关爱和呵护，大部分家务劳动会由丈夫来做，在宝宝降临后，夫妻二人的责任感会更强。

男性的变化

男性在即将成为父亲时，心情肯定非常好，但是想到自己即将承担的责任，会因为担心收入而感到压力重大。此时，男性和女性都要彼此关怀、鼓励，给对方力量，比如，当对方看电视时，给对方揉揉肩，捶捶背；当对方在家里加班时，给对方递一杯热茶等。

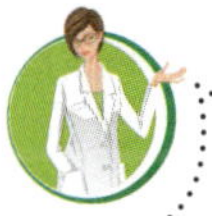

温馨小屋：宝宝出生后，家庭的变化

1.宝宝出生后，整个家庭会围着宝宝转，夫妻二人的生活时间和自由空间都会变少。

2.宝宝出生后，夫妻二人可能会无意识地将自己的大部分情感放在孩子的身上，而让另一半感到被忽视了。

3.宝宝出生后，夫妻二人的娱乐时间会受到限制，比如，和朋友相聚、上街购物、去外面唱歌跳舞的时间和机会会越来越少。

4.宝宝出生后，夫妻二人的饮食会更加有规律。因为担心宝宝营养摄入不足、饮食无规律，所以夫妻二人每天都会和宝宝定时定量进食。

5.宝宝出生后，家庭的开销会增加很多，比如，宝宝的零食费、宝宝的穿着费、宝宝的玩具费、宝宝的医疗费等。

做好自我心理调节

备孕爸爸帮助备孕妈妈调节心理

怀孕后，我会不会变得很胖呢？丈夫会不会对我不忠呢？宝宝会不会不健康……面对诸多未知问题，备孕妈妈担忧不已。所以，此时的情绪波动很大，一点小火苗就可以让备孕妈妈和备孕爸爸产生争吵，这时，备孕爸爸要多与备孕妈妈进行沟通，对其担忧的问题进行分析、解释、安慰，以调节其心理状态。

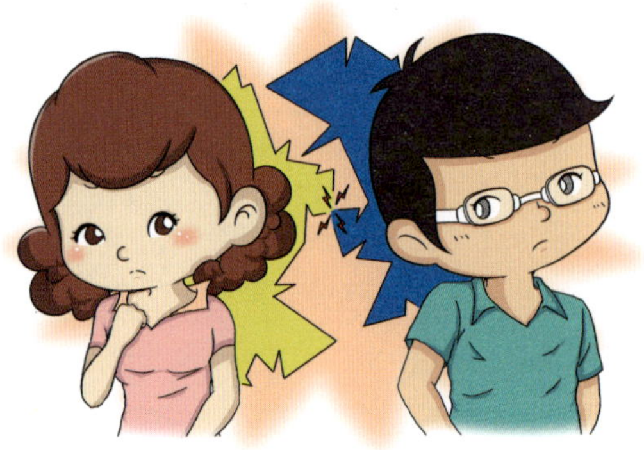

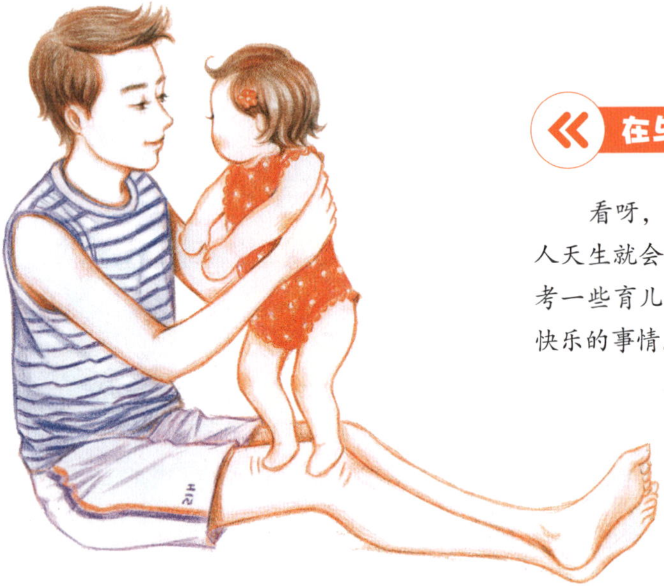

在与宝宝的接触中学做父母

看呀，宝宝站在爸爸的腿上多快乐！没有人天生就会做父母，通过与宝宝的接触，再参考一些育儿书籍，你会觉得教育宝宝是一件很快乐的事情。

你不知道的小秘密

夫妻二人在孕前应该有良好的沟通，充分的交流，在心理上要达成共识，下一代方能健康成长，家庭也会幸福、安宁。两人之间沟通的主要内容是：建立夫妻之间的相处模式，达成养育子女的基本共识，预测家庭状况的变化前景，以便在此后的怀孕、分娩过程中可以从容面对。

备孕妈妈要调节好自己的心理

当夫妻双方决定要宝宝以后，女性要努力调整自己的情绪，以一种积极、乐观的心态面对生活。在备孕阶段，要保持轻松愉快的心情，可以多参加一些有趣且有意义的活动，尽量减轻工作和生活所带来的心理压力。同时还要努力学习孕产育儿知识，以消除对怀孕和分娩的恐惧心理，以及对将来能否成为好妈妈的焦虑。

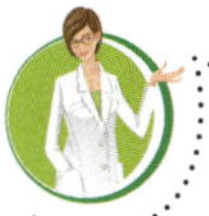

温馨小屋：大龄备孕妈妈应及时调节好自己的心理

年龄大于35岁的孕妈妈属于高危人群，所以，35岁以上女性在备孕时，心理压力比一般备孕妈妈要大很多。因此，大龄备孕女性在备孕期间应特别注意调整好自己的心理状态。

根据最新的研究显示：一位身体健康的大龄备孕妈妈，只是体内染色体基因变异的可能性会高一点，其他方面和一般备孕妈妈差不多。只要大龄备孕妈妈做好备孕计划，定期进行孕前的遗传咨询和检查，在孕期注意保健，是可以平安度过孕期，生出健康、聪慧的宝宝的。

工作？孩子？孰重孰轻

远离有害物质

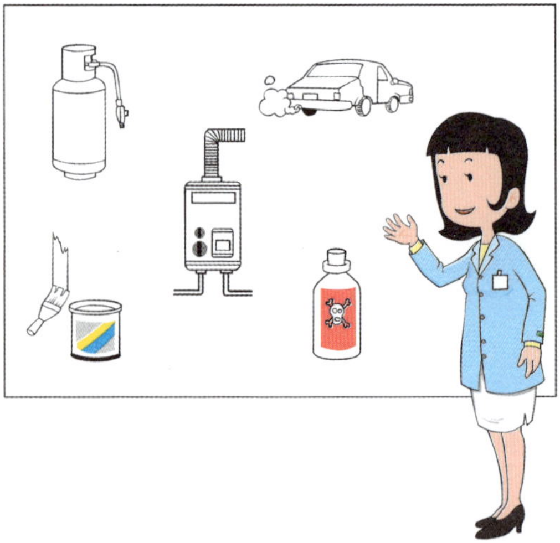

对人体有害的物质，比如，汽车尾气、天然气、农药等，在备孕妈妈还没怀孕时，就开始对备孕妈妈的子宫展开“进攻”了，为了给未来胎儿创造一个健康的环境，备孕时要注意远离这些物质哦！

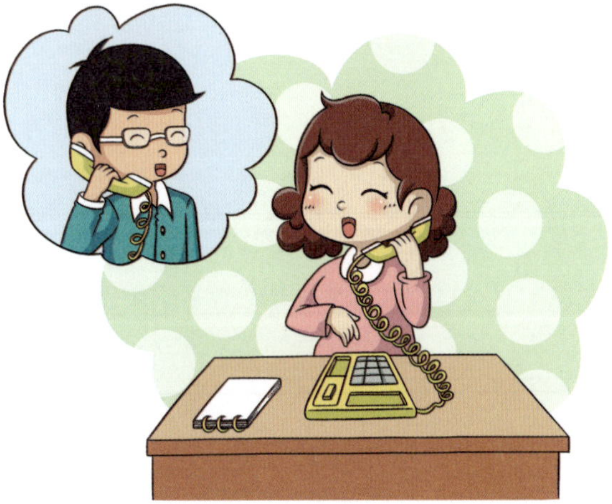

少用办公室公用电话

办公室的电话如果不是自己一人使用，就尽量减少使用次数，因为在接打电话时，人的唾液很容易溅在上面，而唾液中存在着大量的细菌，当备孕妈妈拿起听筒打电话时，如果细菌进入体内，就容易引发感冒或腹泻，这样就不利于给未来胎儿提供一个健康的成长发育环境了。

你不知道的小秘密

有些育龄女性因为担心自己在生育后不能保住自己现在的工作职位，不敢轻易怀孕。事实上，这种担忧是多余的。你知道吗？事实证明，有不少女性在孕育宝宝的同时，还发展了自己的事业，并在孕育宝宝后使自己的事业更加成功。

法定产假

我国《女职工劳动保护特别规定》中第七条规定："女职工生育享受98天产假，其中产前可以休假15天；难产的，增加产假15天；生育多胞胎的，每多生育1个婴儿，增加产假15天。"一旦遇到不符合法律规定的情况，孕妈妈可向当地妇联、劳动行政部门提出申诉。

什么情况下备孕妈妈需要换工作

正在做以下工作的备孕妈妈，最好向单位申请调换工作：

经常接触铅、镉、汞等有害物质的工作；

高温作业、振动作业或噪声过大的工作；

接触X线照射或其他电离辐射的工作；

密切接触化学农药的工作。

另外，在许可的范围内，备孕妈妈还可以与同事协调一下工作的项目，暂时离开有可能对胎儿产生不良影响的工作岗位。

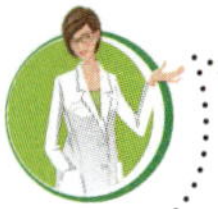

温馨小屋：怀孕后，如果要继续工作

怀孕后，若仍想工作可将怀孕的消息告知上司和同事，这样上司会把你调离到轻松的工作岗位上，避免出现劳累；同事也可以在工作中帮助你，减轻你的工作负担。

保持良好的情绪

备孕爸妈情绪好有利于受孕

健康的心理状态与受孕是彼此相依、不可分割的。备孕妈妈要想受孕成功，要保持良好的情绪。因为情绪不好可导致性欲下降，使阴道酸性较高，不利于精子的存活，进而不利于受孕。不良情绪也会使男子出现阳痿、早泄或无性欲，以致无法进行性生活而不孕。所以备孕爸妈应互相体贴、谅解，经常保持乐观情绪，切勿陷入火药味甚浓的“家庭内战”中。

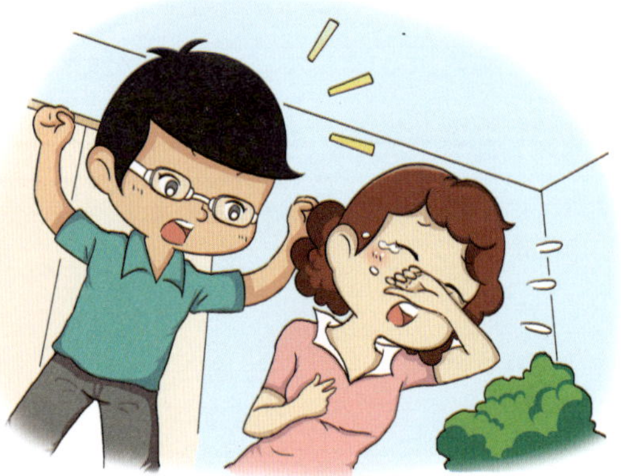

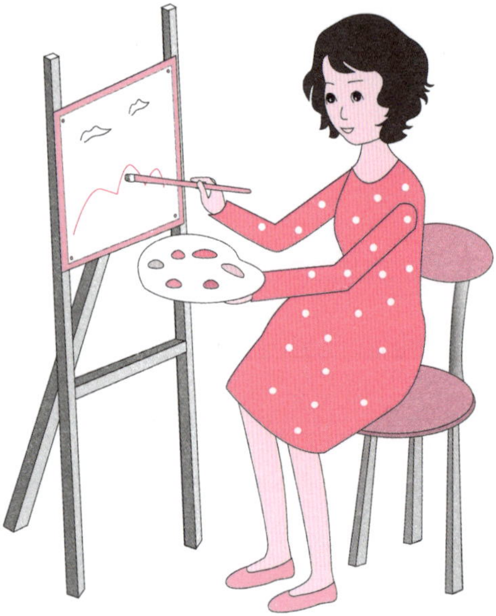

用绘画调节情绪

温暖柔和的光，安静的房屋，调好色板，在纸张上涂鸦。青山绿水，鸟语花香，备孕妈妈的思绪是否已经融进这绘画的意境中了？绘画，可以让烦躁的心自然宁静下来，让心情接受美好事物的感染变得舒畅。

你不知道的小秘密

工作了一天，心情难免有些压抑，备孕妈妈和备孕爸爸在下班后不妨到公园中散会儿步，相信新鲜的空气、欢乐的笑声会让你们觉得生活中的烦恼不值一提，恢复“绿色”的好心情。

满足妻子精神上的需求

1.遇到妻子表现出烦躁、郁闷的情绪，要耐心细致地弄清原因，及时加以疏导解决。

2.对妻子备孕期间的检查要谨记在心，尽量做到每次都陪妻子去做检查。

3.多和妻子沟通，说说心里话。

4.陪妻子听怀孕、分娩、育儿的讲座。

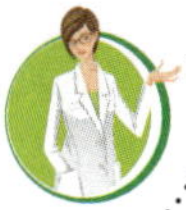

温馨小屋：调节心情的小方法

1.芳香疗法：研究发现，用精油进行按摩，可缓解紧张情绪，降低血压，减少心脏病发病的可能。在所有的香草中，以薰衣草的放松、镇静效果为佳。

2.让电视“休息”1小时：在晚上，提前关闭电视机，然后做一些让自己心情好的事情，比如，阅读、插花、沐浴，或和自己的另一半聊天。

备孕爸妈不宜压力过大

弹钢琴可以舒缓压力

生活压力大，不妨自己寻找一些乐趣。备孕妈妈可以在家中弹钢琴，伴随着清扬的音调，压力肯定会一扫而光。

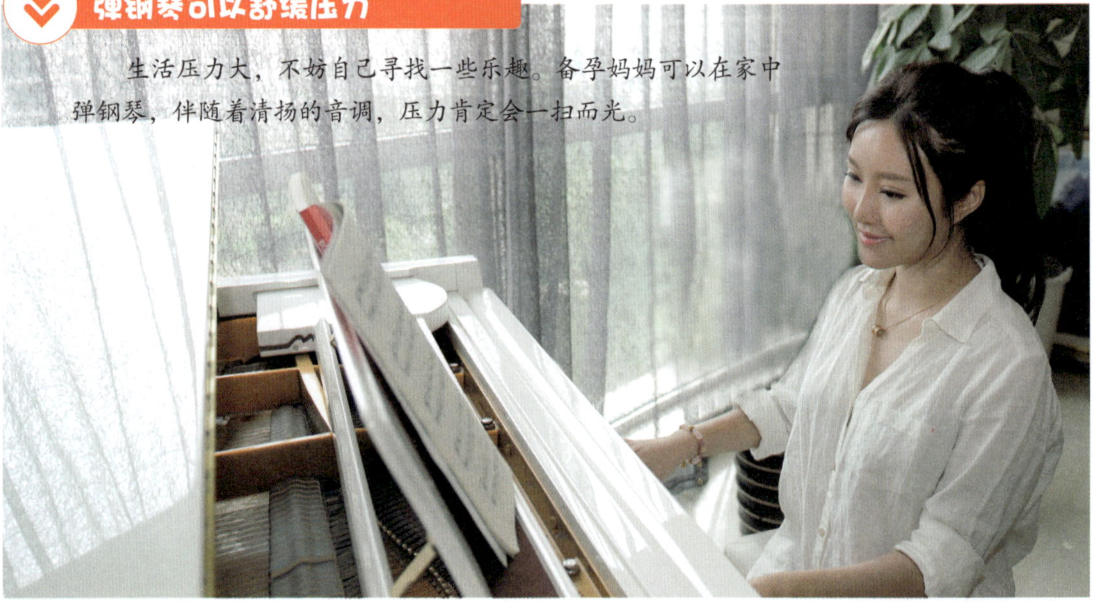

泡热水澡缓解压力

泡热水澡可以缓解身体疲劳，促进血液循环，提升气色。当备孕妈妈或备孕爸爸感到生活压力大时，可以在夜深人静时刻泡一泡热水澡，相信，热水会将你的压力和身上的泥垢一并带走。

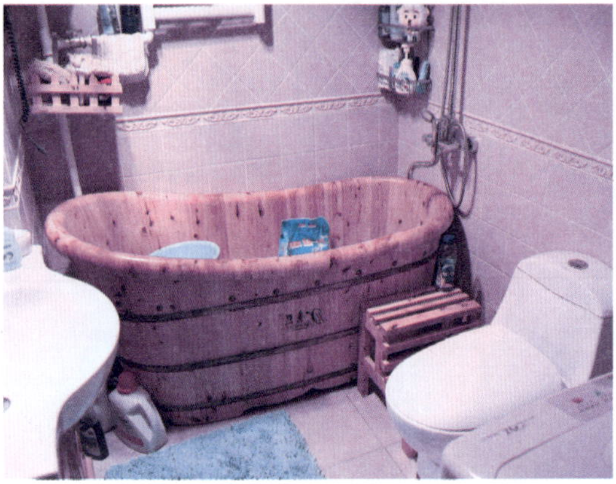

你不知道的小秘密

经常处于高压力和紧张的环境中，女性的身体会受到干扰，从而影响自身新陈代谢，进而降低女性的排卵能力。对于男性，高压力和紧张会导致精液的产生、射精等出现异常。

压力对女性的危害

压力过大，可能导致女性月经、妊娠、性机能出现异常，甚至出现疾病。通常易出现与月经相关联的疾病，比如，闭经、经前综合征、功能性子宫出血、原发性痛经等。

压力过大还会导致不孕、流产、早产、孕吐、假孕、产后抑郁症等。

测测你的压力大吗

以下 10 项中符合 5 项以上的为精神压力大者：

1. 不能集中精力做事，时常坐着发呆。
2. 恐惧未来，并为此心神不宁。
3. 四肢无力，容易感到劳累。
4. 固执，常钻牛角尖。
5. 敏感，经常想哭泣。
6. 消化不良，头脑昏沉。
7. 讨厌他人，总有打人的冲动。
8. 时常觉得自己没出息。
9. 胸闷，心跳速度快。
10. 感觉所有事情都很无聊，人生没有意思。

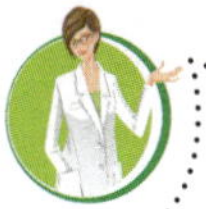

温馨小屋：深呼吸+冥想——消除压力

当感觉压力很大时，闭上双眼，全身放松，从鼻孔深深地吸入空气，然后缓缓地吐出。在吸气、吐气之间，应摒除心中杂念，将自己的意念集中在呼吸上，这样，呼吸就会慢慢平缓，心情也可平定下来。

浪漫的气氛，和谐的性生活

性爱中注意力集中利于优生

浪漫的氛围，传递着暖暖的气流，深情相视，爱情瞬间被点燃。此时，集中注意力，让对方感觉到你的爱，才会感受到性爱过程的愉悦，而愉悦的性生活利于优生。

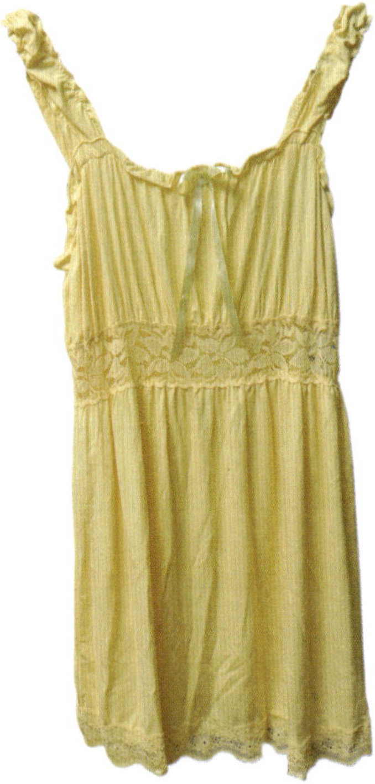

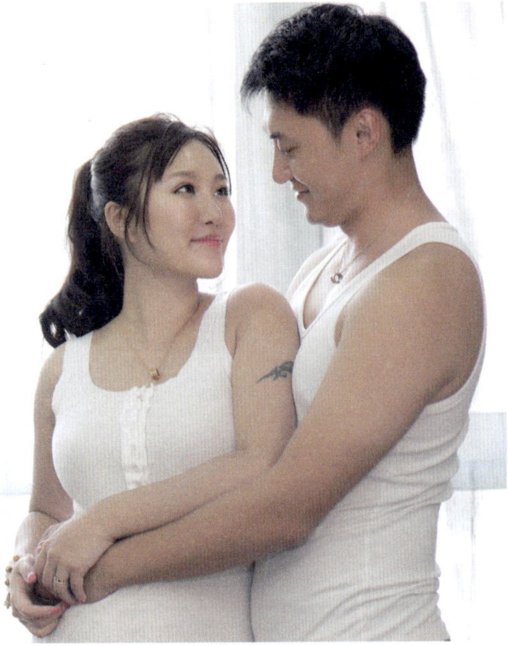

换件睡衣增添“性”趣

想让受孕更加有趣，不妨换一件性感的睡衣吧，让蕾丝和丝绸点缀备孕妈妈的肌肤，此时，备孕爸爸定会“性”趣盎然。

你不知道的小秘密

心理学家认为，性生活包括三个程序：

1. 边缘性行为：主要指充满爱意的蜜语。
2. 过程性行为：主要指抚摸、亲吻。
3. 实际性行为：指的是性交过程。

按照这个程序做，男女双方所享受的不只是生理上的愉快，还有心理上的满足，利于感情升温。

性交流保障和谐性生活

性交流主要包括情感交流、性反应交流、性喜好交流。性学家研究表明，时常进行性交流的夫妻，性生活有很高的满意度。

和谐的性生活需要耐心

和谐的性生活需要不断实践、调适，培养默契。当一方感到性生活不和谐时，不可产生抱怨情绪，埋怨对方，要给对方时间，互相理解，耐心找到性生活和谐的感觉。

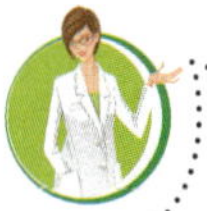

温馨小屋：性生活的环境和气氛

良好的环境和气氛，可提高性生活满意度。那么，该如何创造良好的环境和氛围呢？

1.性生活要保持隐蔽性，不可让他人听到或看到。
2.保持居室、床褥洁净舒适。
3.在居室内可喷些香水，或用精油熏香房屋。
4.在进行性生活时，可播放一些情意绵绵的音乐。

孕前的心理准备很重要

在夫妻二人准备孕育小生命之前，一定要有足够的心理准备，因为宝宝的降临意味着目前生活方式的改变，在带来喜悦的同时也会增加很多负担，在宝宝的喂养、教育、健康安全等方面都需要付出很多时间和心血。或许还会失去很多自由，甚至影响到事业的发展。

但从另一个角度看，宝宝带来的欣喜及乐趣是任何事物无法替代的，当宝宝逐渐长大后，父母便会了解到为宝宝付出得越多，所得到的回报也越多。

怀孕之前，备孕妈妈要调节好自己的心理，了解自己身体和心理在妊娠期所发生的变化，从而能坦然面对妊娠将带来的各种不便，心情愉快地孕育小宝宝。

为了宝宝的健康，夫妻二人需要注意的事项很多，许多活动和娱乐都将受到限制，对此也应有充分的思想准备。只要能够生一个健康聪明的宝宝，相信夫妻都是乐于做出这些牺牲的。

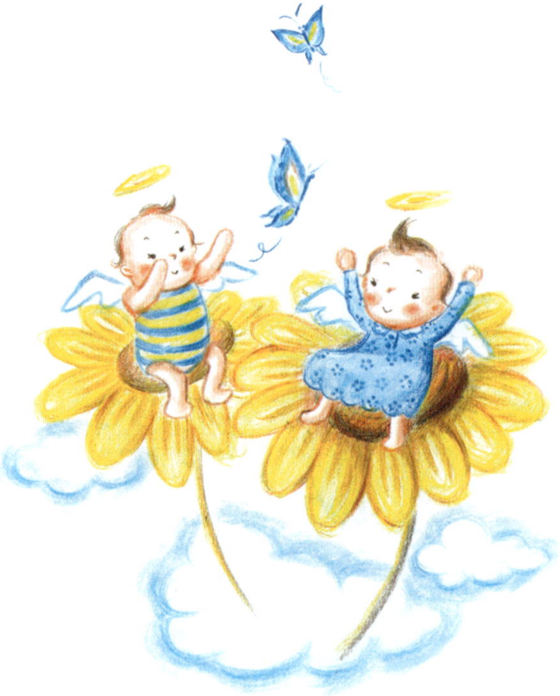

第五章

生活方式

在生活中，存在着很多伤害人体健康的物质，很多人因为生活方式不正确，给有害物质提供了“侵袭”的机会。作为备孕男女，应提高警惕，改善自己的生活方式。

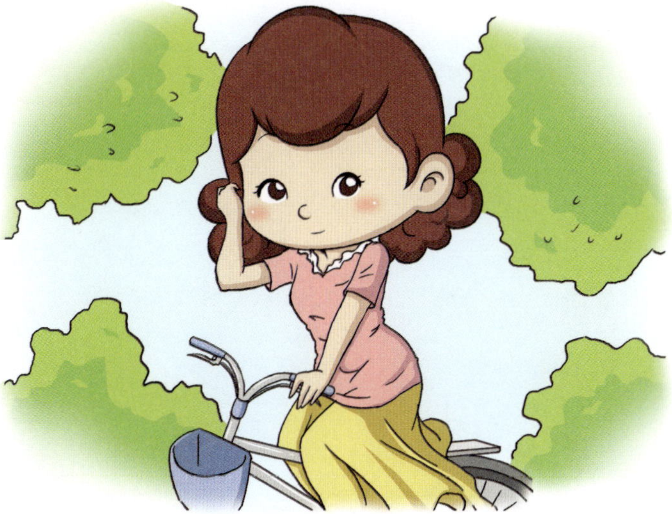

戒烟戒酒

吸烟、饮酒影响胎儿健康

烟酒很过瘾，危害非常大，作为备孕爸妈，在准备要宝宝的那一刻，就不要吸烟、喝酒了哦，否则胎儿的生长发育就会受到影响，不利于优生。

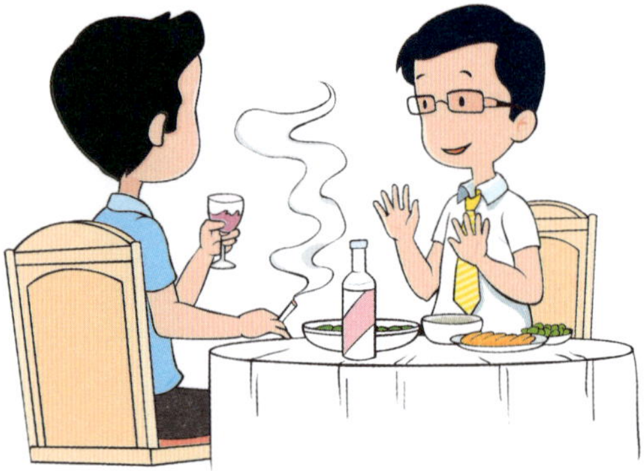

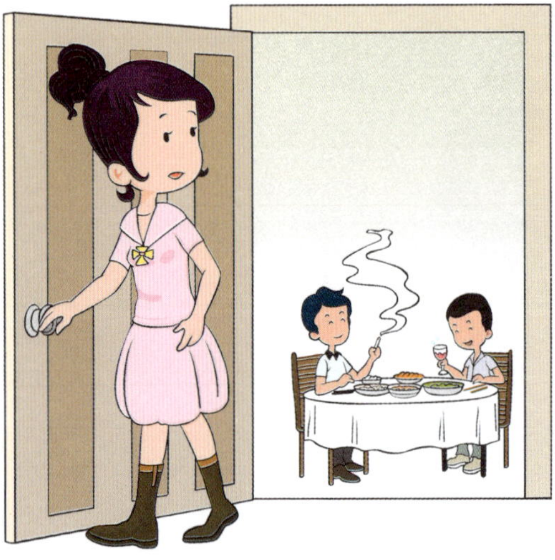

少参加聚会避免饮酒

在聚会上，饮酒必不可少，还有可能喝多、喝醉酒，所以，备孕爸爸和备孕妈妈在这段时间还是少参加聚会，这样才能保证精子和卵子不受到酒精的伤害。

你不知道的小秘密

在备孕期间，女性应提前半年戒烟，因为在烟草中含有大量的有毒物质，通过胎盘，胎儿会受到不利影响，容易导致畸形、发育迟缓等。而男性更应该戒烟，因为精子比卵子更容易受损害，而且已有实例证明，吸烟能破坏吸烟者身体细胞中的染色体（遗传因子）。

男性戒酒的必要性

酒精是必须禁忌的，它可导致精子活动能力下降、精子畸形、死精等。酒精致使宝宝发育不健全的例子也很多，主要影响宝宝身、心两方面的发育。酒精代谢物一般在戒酒后2～3天消失，男性的精子生成周期为80～90天，也就是说每3个月左右生成一批新的精子。因此，为了保证精液质量不受烟酒的干扰，至少应该在准备怀孕前3个月戒掉酒，从而保证孕育健康的后代。

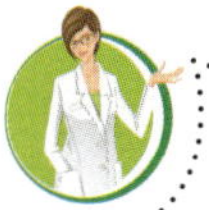

温馨小屋：戒烟小窍门

1.将家中和烟有关系的物品都扔掉，远离经常吸烟的朋友。
2.平时适量吃一些水果和蔬菜。
3.烟瘾发作时，转移注意力，吃一颗糖或者口香糖。
4.产生难以控制的烟瘾时，去卫生间进行淋浴。

运动健身

骑自行车运动需要坚持

骑自行车是一种有氧运动，运动强度不大，需要长时间进行，方能起到锻炼效果。备孕妈妈，穿着漂亮的小衫，迷人的运动装，骑着轻便的小车子，穿梭在树荫之间感受运动的快乐吧！

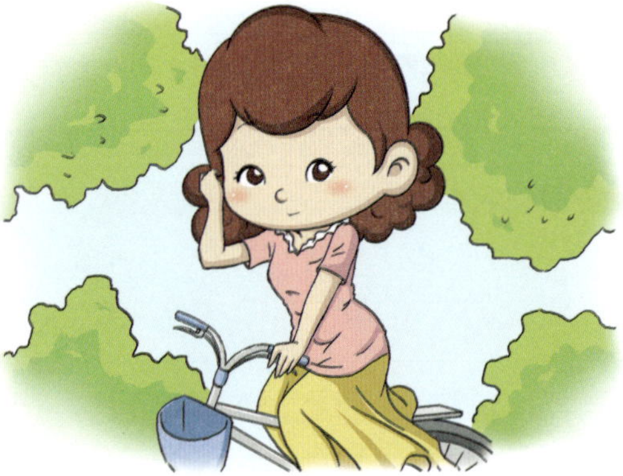

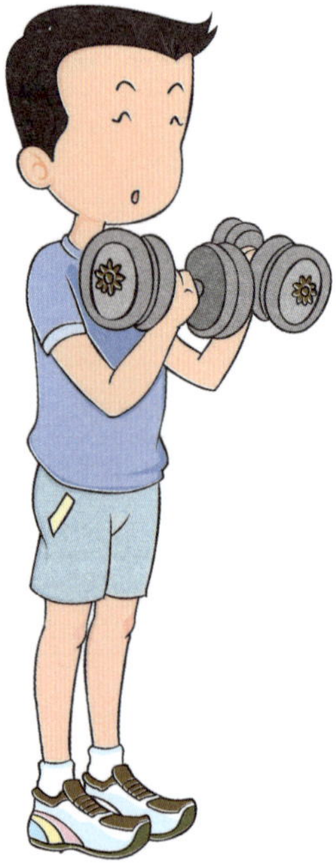

备孕爸爸不要运动过度

最新研究表明，过度锻炼容易导致性欲降低，甚至可发生暂时性阳痿，对男性生殖能力造成负面影响。因此，男人锻炼还是要适可而止。喜欢练习器械的男性，要适当调整训练量和训练强度，同时训练后应加强天然蛋白质的补充，保证充足的休息和睡眠时间，以便消除疲劳，促进身体恢复。

你不知道的小秘密

在备孕期间进行适宜而有规律的体育锻炼，可促进女性体内激素的合理调配，确保受孕时女性体内激素的平衡与精子的顺利着床，降低怀孕早期发生流产的概率，还可以促进胎儿的发育，并可降低分娩时的难度，减轻痛苦。

备孕爸爸健身的重要性

适当的体育锻炼可以帮助男性提高身体素质，保持旺盛的精力，以确保精子的质量。运动项目包括慢跑、柔软体操、游泳、太极拳等。此外，从备孕开始应避免洗桑拿。因为过热的温度会导致精子质量下降，不利于受孕和胎儿健康。

孕前优选有氧运动

进行有氧运动有以下几种益处：

1. 可增强心脏和血管功能。
2. 可改善呼吸功能。
3. 可增强消化系统功能。
4. 可提高排泄机能和造血能力。
5. 可调节受孕前的心理状态。

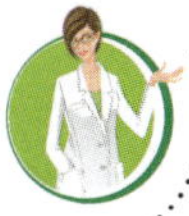

温馨小屋：孕前健身计划

每星期进行3次或3次以上的有氧运动，每次进行30分钟，若没有适宜的时间和空间运动，可将可以运动的机会利用起来，比如，上下班路上多步行，睡前或起床前在床上做简单运动，在工作时活动手脚等。注意，在运动时需及时补充水分，最好每15~20分钟饮用一次水，不要等到口渴时才饮水。

备孕时可以减肥吗

备孕期要控制体重

“哎，又胖了！”不少备孕女性都会发出这样的感慨，在备孕期，为了增加营养储备，体重略有上升很正常，但是不可过于肥胖，否则备孕女性自身易患上高血压等症，孕期对胎儿及分娩也不利。

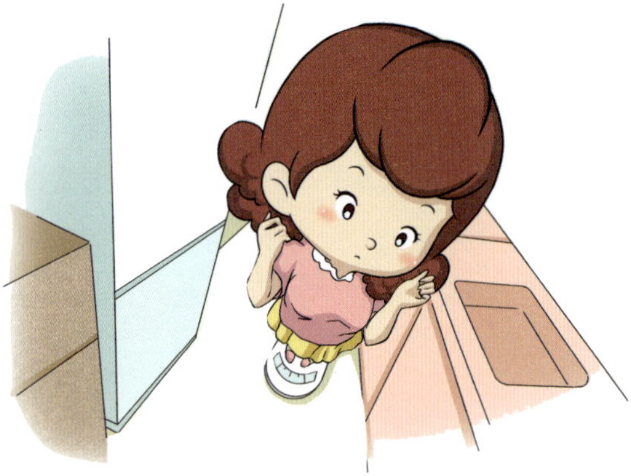

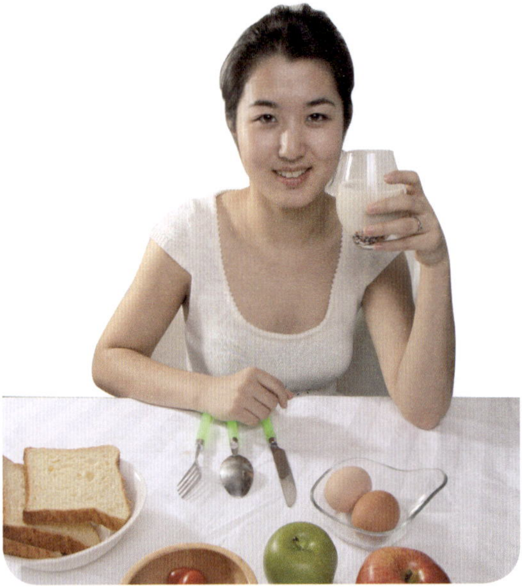

将水果视为甜点不发胖

在饭后，很多女性总喜欢吃一些小蛋糕，味道虽然不错，但是会让你渐渐发胖！在备孕期，不妨将甜点换成甜度不高的水果，不仅爽口宜人，且热量低，不会发胖。

你不知道的小秘密

有些女性考虑到怀孕时体重会大幅增加，怕将来不易恢复身材，在备孕时会有意先减肥，降低体重“基数”。一般，体重正常的女性，在备孕期不必特意减肥。因为此时备孕女性需要营养均衡、丰富的饮食来调养身体以保证胎儿的健康发育，也需要足够的能量来维持将来怀孕和分娩所需的额外生理需要。孕期体重增加是自然和必然的事情，只要保证胎儿的正常增重，产后恢复身材并非难事。

如何保持正常增重

一般整个孕期体重比怀孕前增长12.5～16千克是正常的。要控制体重，就必须饮食、运动两面兼顾。

1.孕期注意限制高糖、高脂的摄入。

2.多吃一些蔬菜水果，同时注意营养的均衡，即蛋白质、不饱和脂肪的适量摄入，可以控制体重增长过快，同时又不会影响胎儿的正常发育。

3.加强锻炼身体，可以选择步行，1天以20～30分钟为基准，如果觉得腹部不适就要立刻休息。

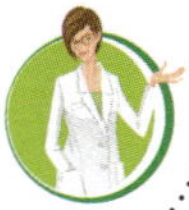

温馨小屋：怎样吃可以不长肉

1.早餐要吃得好、中餐要吃得饱、晚餐要吃得少。

2.吃生菜、水果时尽量不加沙拉酱。

3.以水果取代餐后甜点。

4.以开水或不加糖的饮料及果汁来取代含糖饮料及果汁。

5.尽量用煮、蒸、炖、凉拌、红烧、烫的烹调方式。

备孕期能吃冷饮吗

水是最好的饮料

不管在备孕期还是在孕期，对女性来说，最好的饮品就是白开水，用自来水烧开的最好。因为寒凉食物会令人体肾阳不足，对孕育十分不利。

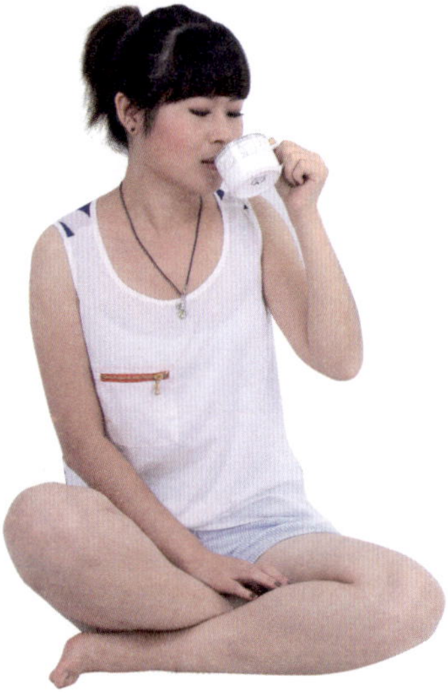

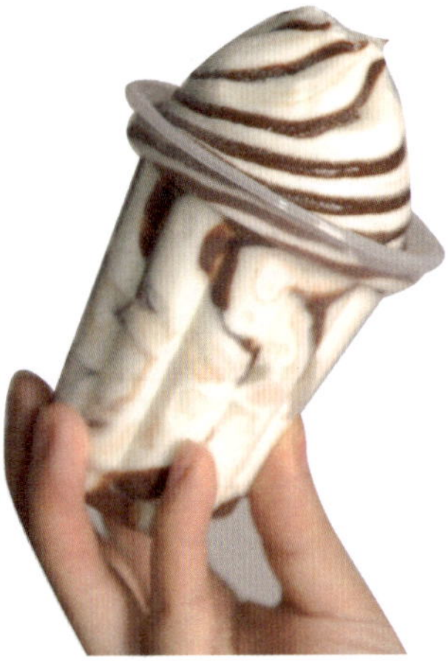

孕妈妈吃冰激凌易发胖

鲜奶冰激凌，给人秋天的凉爽，蜜糖的甜感。但正是冰激凌的含糖量极易使体重增长迅速。对女性来说，易导致宫寒、痛经等症。尤其在备孕期，一定要“忍痛割爱”。

你不知道的小秘密

备孕期及孕期都不宜多吃冷饮。因为对备孕期女性来说，冷饮易导致女性宫寒、痛经，还会使人体肾阳不足，对受孕十分不利。而在孕期，孕妈妈的胃肠对冷的刺激非常敏感。多吃冷饮易引起食欲缺乏、消化不良、腹泻，甚至引起胃部痉挛，剧烈腹痛等现象。

另外，孕妈妈的鼻、咽、气管等呼吸道黏膜往往充血并伴有水肿，如果大量贪食冷饮，充血的血管突然收缩，血液减少，可致局部抵抗力降低，使潜伏在咽喉、气管、鼻腔、口腔里的细菌与病毒乘虚而入，引起嗓子痛哑、咳嗽、头痛等，严重时能引起上呼吸道感染或诱发扁桃体炎。

孕期贪吃冷饮对胎儿发育不利

孕妈妈吃冷饮不仅对自身无益，对胎儿的发育也会有一定的影响。首先冷饮的刺激，使孕妈妈体内的血管收缩，减少了胎盘供给胎儿的血液，造成胎儿在子宫内胎动频繁，非常躁动不安；其次，冷饮中的各种添加剂及色素，都是孕妈妈需要远离的。

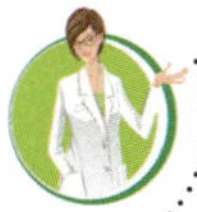

温馨小屋：女性可喝绿茶、吃瓜果

准妈妈及孕妈妈在炎热的夏季可适当喝点绿茶解暑，除此之外，绿茶对加强心肾功能、促进血液循环、帮助消化、预防妊娠水肿、促进胎儿生长发育都有好处。最好在饭后1小时再饮用绿茶，不会影响铁的吸收。

在夏季，瓜果也是不错的解暑“功臣”，在闷热的季节里，人体既要补充水分，还要补充盐分。因此，可适当多吃一些瓜果既可以解渴又能解暑，如西瓜、冬瓜、菜瓜、香瓜、黄瓜等瓜类食物，均含有丰富的水分和丰富的电解质，是夏季消暑的佳品。

注意饮水安全

喝蜂蜜水好吗

备孕期和孕期都推荐饮用蜂蜜水，蜂蜜可以起到预防妊娠高血压综合征、孕期便秘及痔疮的作用，其次，大脑神经元所需要的能量和有益元素在蜂蜜中有很高的含量，有利于益智补脑。

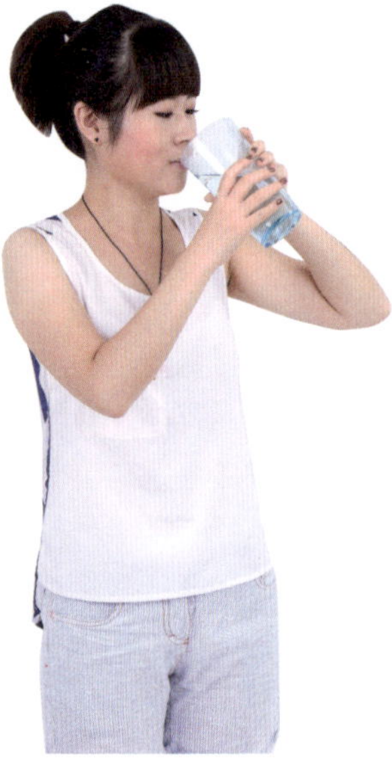

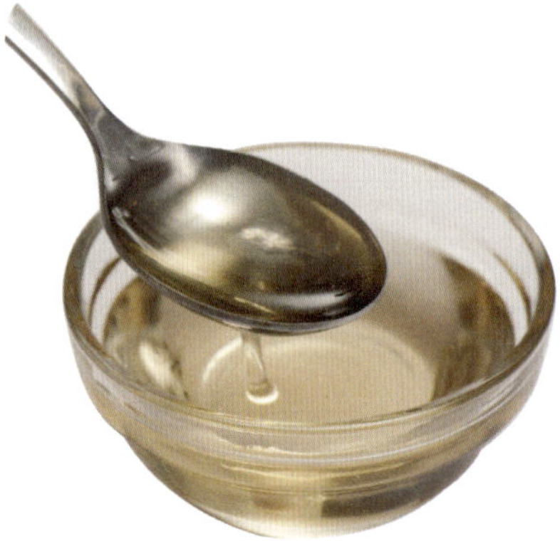

怎样科学饮用蜂蜜水

最好选择洋槐蜜和荆条蜜比较安全，因为这些花不会被喷洒药物。冲兑蜂蜜要用 45 度以下的温水，这样不会破坏蜂蜜中的营养。一天当中喝蜂蜜水的最佳时间是在晚上睡前。

你不知道的小秘密

备孕期及孕期，女性都需要增加液体摄入量。可多喝水，不要喝高热量的汽水和饮料，汽水中糖分含量高，会引起恶心，加重烧心。每天要注意液体的摄入量，至少 8 杯水。但也要注意水分摄入不能过多，否则会加重自身肾脏的负担，要少量多次饮用。

孕妈妈饮水有什么讲究

1.清晨一杯温开水。这样能很快使水被胃肠道吸收进入血液，从而加快血液循环，补充细胞夜间丢失的水分。

2.早饭前30分钟喝200毫升新鲜温开水。这样可温润胃肠，使消化液得到足够的分泌，以增进食欲，刺激肠蠕动，有利于定时排便，防止痔疮、便秘。

3.切忌口渴才饮水。感到口渴时说明体内水分已经失衡。

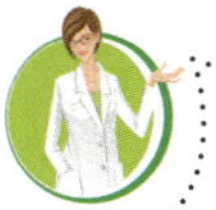

温馨小屋：注意不要喝这些水

1.生水。生水中有各种对人体有害的细菌、病毒和寄生虫，喝了生水，极易引起急性胃肠炎、病毒性肝炎、伤寒、痢疾及寄生虫感染等。

2.自来水。漫长的水管、高层住宅楼的顶水箱，都受着“二次污染”的威胁。

3.老化水。即长时间贮存没换的水，这种水里的亚硝酸盐等有害物质会随着储存时间的增加而增多。

4.千滚水。千滚水就是烧沸了很长时间的水或热水器中反复煮沸的水。这种水中的钙、镁等重金属成分和亚硝酸盐的含量都大大增高。

居住环境对备孕的重要性

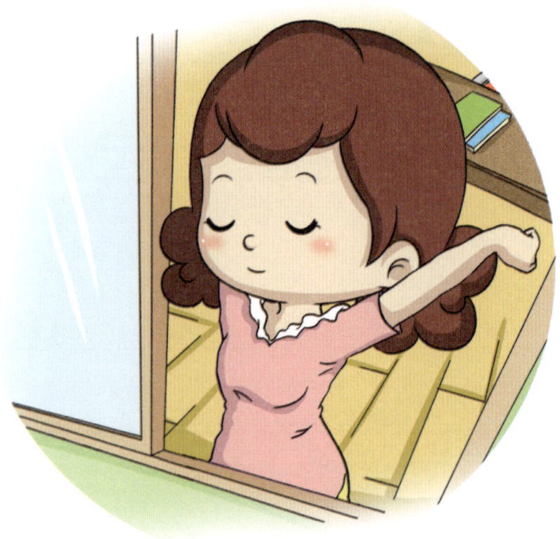

开窗通风，保持室内空气清新

炎炎夏季，备孕妈妈在空调屋中悠哉乐哉，但长时间如此，就可能会感觉头痛，甚至还流鼻涕，患上感冒。备孕妈妈不妨定时开窗通风，呼吸一下清新空气，也更新一下室内污浊的空气，使室内负氧离子的浓度变大。

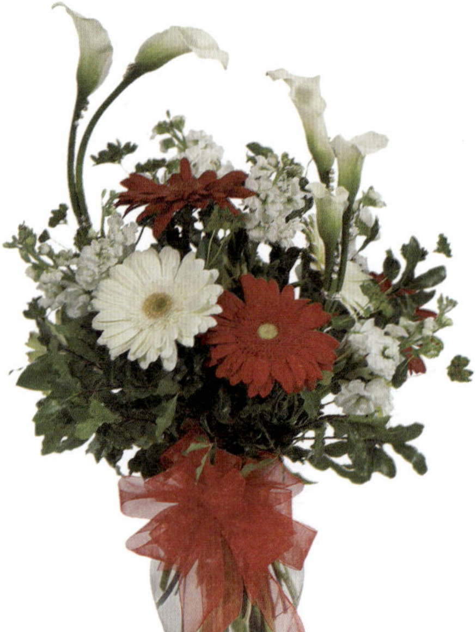

在居室中放太多花卉会损害健康

花儿虽美丽，两三盆就够。摆放花卉，无疑会给居室增添色彩和芬芳，但是，你知道吗？这些花卉在夜间竟然会和你“争夺”氧气，所以，放太多花卉会损害健康。备孕妈妈最好只在居室中摆放一两盆花，以供欣赏。

你不知道的小秘密

备孕爸妈不要住空气湿度较高、亮度较差的房间。这种房屋易滋生各类微生物，使备孕爸妈患病。长期居住此类房屋，墙壁和地面总处于发霉状态，空气中异味严重，还会影响居住者的心情。另外，如果室温较低，多冷风吹进，或是空调的温度太低，居住者容易感冒或者能量总处于消耗状态，血液循环也较差，不利于生育。

卧室的格局和卫生

卧床的摆放最好有利于主人活动，靠近窗口，背离光线；卧床应保持整洁，尤其是卧床下要常打扫；经常用湿抹布擦家具；注意及时换洗被褥。

改善室内的湿度

如果卧室湿度较高，应该改善通风条件，可考虑使用抽湿机或者干燥剂。冬季最好添置暖炉，驱走寒气和湿气，或者经常开启室内空调除湿。另外，如果室内光线较暗，可拉开窗帘，打开窗户。记住，有耀目阳光照进的卧室最有利于怀孕。

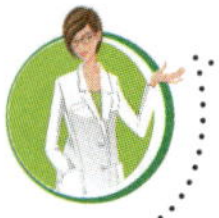

温馨小屋：不养不利于优生的花草

有些花草会使备孕爸妈产生不适感，不利于优生，比如，夜来香、玉丁香、天竺葵。此外，还有一些带有毒性的花草，更不易养在备孕爸妈的卧室中，包括夹竹桃、万年青、一品红、郁金香、虎刺梅、黄杜鹃等。

孕前安顿好宠物

备孕前最好给宠物做个体检

女性在备孕前最好把宠物送去做血清学检测。备孕妈妈应该禁止宠物舔手、面部、饭碗、菜碟等，避免被宠物抓伤、咬伤。并定期给宠物的碗、碟进行沸水消毒。

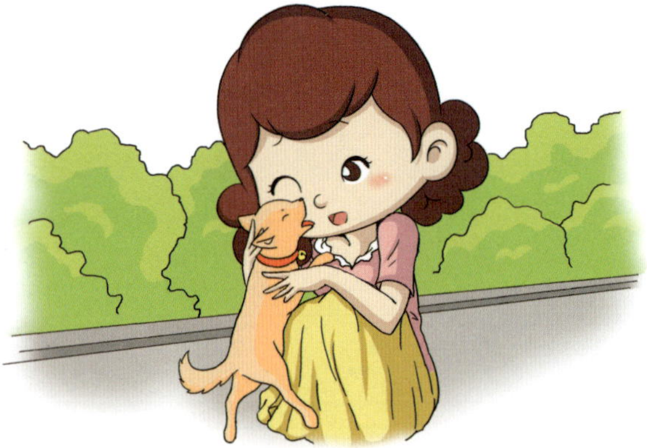

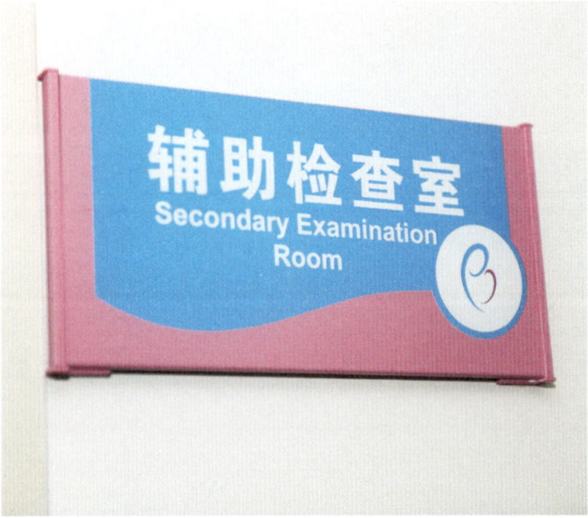

被弓形虫感染需暂停备孕

备孕妈妈如果被弓形虫感染，应该马上到医院进行治疗，身体恢复健康后再进行备孕。可以治疗弓形虫感染的药物有很多种，比如，磺胺类加乙胺嘧啶、螺旋霉素等。

你不知道的小秘密

在备孕期间，女性应将宠物外送，因为不少小动物身上都存有弓形虫，弓形虫对孕妈妈和胎儿的健康都会有严重影响。孕早期感染弓形虫常会导致流产、胎儿发育异常等；孕晚期感染会严重影响胎儿的大脑发育，常致胎儿畸形或死胎。感染弓形虫病的宝宝出生后主要表现为脑积水、小头畸形、精神障碍等。所以备孕期间就应将宠物安顿好。

烹饪时也应注意

大部分哺乳动物和鸟类都可传染弓形虫，若是备孕妈妈不慎食用了未完全烹调熟透的肉类，就可能受到感染，影响备孕。为避免此类事件发生，应将熟食板与生食板分开，以免生肉上的弓形虫污染了蔬菜。此外，备孕妈妈还应该避免食用不熟的鸡蛋、未洗净的蔬菜等。

“我”是弓形虫

“我”生活在小猫的肠黏膜上，一旦“我”让猫感染，就可以通过它的粪便使人受到感染。但是“我”的卵在猫体外存活整整一天后才具有传染性，所以，只要人们每天及时清理粪便，“我”使人感染的机会就少了。

“我”也可以出现在狗的体内，如果单纯和“我”接触，就不会被“我”传染。

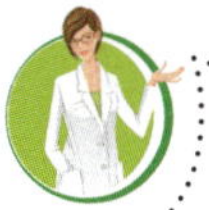

温馨小屋：怀孕后也不可养宠物

怀孕后的孕妈妈饲养小动物比在备孕期养宠物更易受感染。因为，孕妈妈这时刚刚接触小动物，对它们身上的细菌没有抵抗力，一旦受到感染，就会威胁到腹中的胎儿。

备孕爸妈不宜熬夜

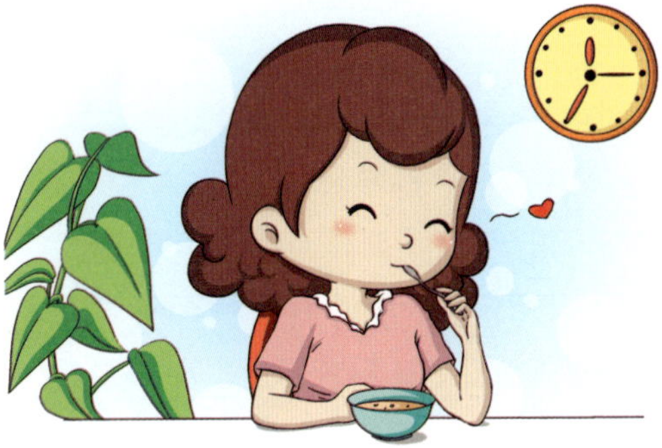

熬夜最好吃些易消化的食物

工作加班，难免会熬夜，饿着肚子怎么行呢！备孕妈妈可以在夜间加一餐，但这一餐不可食用油腻食物，最好是容易消化的粥、面条、面包等食物。填饱“小肚肚”，才有干劲，身体也不会越来越虚弱！但要注意，能不熬夜就不熬夜。

熬夜不利于受孕

经常熬夜，黑白颠倒，备孕妈妈的排卵就没有规律，甚至还会造成不排卵。看，备孕妈妈在床上睡得多么香甜，只有生活作息有规律，才能增加受孕概率。

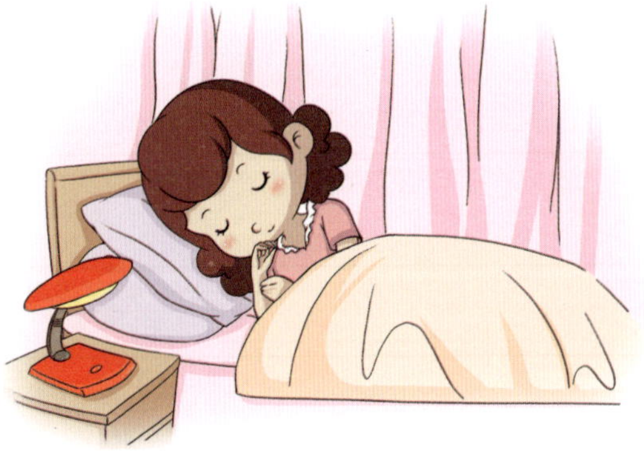

你不知道的小秘密

熬夜有损健康，除了影响次日的精神状况，还会造成免疫力下降，男性精子的数量减少，活力也有所降低，女性激素分泌和卵子的质量也会受到影响，不利于备孕。

何时入睡最好

研究表明，人体内的各部分机能在夜间0~4点运转最缓慢，所以，在0点时处于深睡的睡眠状态最好，但这要求睡眠者在11点半左右就上床睡觉。另外，若有条件，最好在中午休息半小时。

怎样减少熬夜的伤害

1. 按照正常时间进餐，保证晚餐具有很高营养，并多吃一些含有大量维生素 C 或胶原蛋白的食物。此外，晚餐还应该多吃一些具有健脑功能的鱼类食品。

2. 在晚上按时清洁皮肤。通常皮肤在晚上 10 点或 11 点就会进入保养状态。无论在几点睡觉，都应该在皮肤进行保养前将其清洁干净。

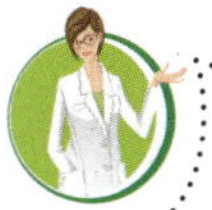

温馨小屋：还“我”高枕无忧的睡眠

有些女性或男性熬夜是因为夜间无法安眠，那么，怎样才能改善睡眠质量呢？

1.将室内温度调适到舒适的程度。
2.选择令自己感到舒适的床。
3.选择高度为10 ~15厘米的枕头。
4.睡觉前，让自己的情绪放轻松。

谨防电磁辐射

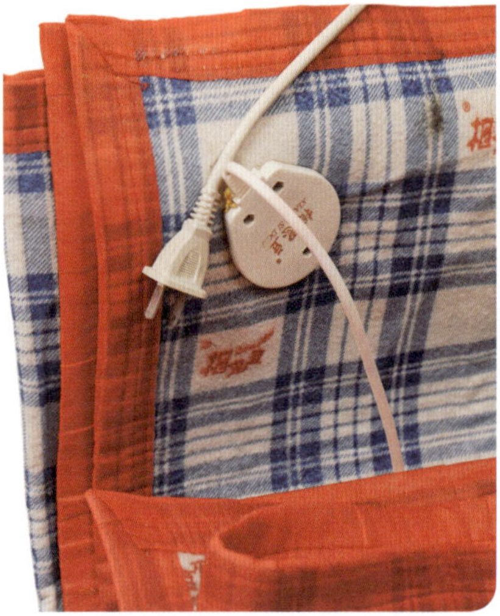

尽量不用电热毯

电热毯可以产生很强烈的电磁辐射，所以，备孕爸妈最好不要使用电热毯，如果必须使用，应在睡觉前，拔掉电热毯的插头。

准备防辐射服

电磁辐射无处不在，为了使自身不受到危害，影响受孕，备孕妈妈可准备一两件防辐射服，在平时穿在身上，确保给未来胎儿提供一个安全的成长环境。

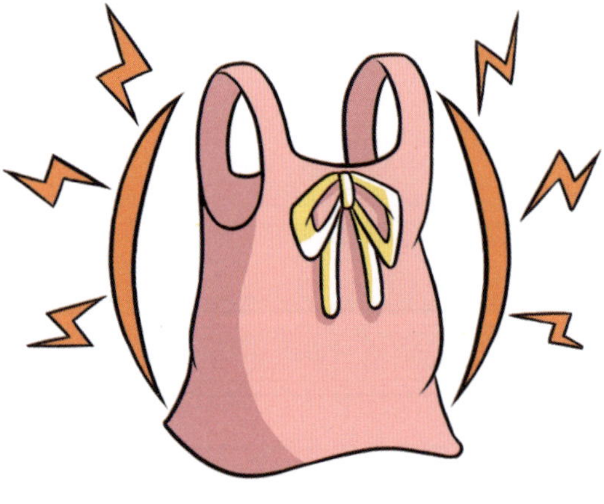

你不知道的小秘密

国内外权威机构和专家普遍认为，经常在有电磁辐射的场所工作或生活，会使生殖系统、泌尿系统受到很大的影响。特别是男性，更应该注意远离电磁辐射，因为男性的染色体相对“脆弱”一些，更容易受到伤害，而且精子很容易受到伤害。如果受到伤害的精子和正常的卵子结合，就可能生出有缺陷的下一代。所以，备孕爸爸应尽量远离辐射强的地方，如高压线、变电站等。

怀孕前后不用畏惧普通电脑辐射

据一项持续了10年的研究成果表明，电脑辐射不会对精子、卵子、受精卵、胚胎、胎儿造成不良影响。

从1991年开始，该项研究在全国范围内对2000万例孕期至7岁的儿童进行跟踪调查，寻找新生儿出生缺陷的影响因素和预防措施，其中将使用电脑列为调查的一项。到2001年，还没有发现孕妈妈使用电脑会对胎儿的发育产生不良影响的证据。因此，专家得出结论：怀孕前后正常使用电脑，不会影响胎儿。

其实，电脑运行时在其周围产生的X线、紫外线、可见光、红外线和特高频、高频、中频、极低频电磁场以及静电场等电磁辐射，远低于我国及国际现行卫生标准要求的数值。

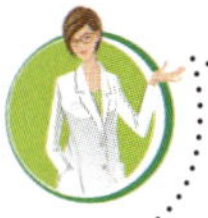

温馨小屋：男性使用手提电脑，要注意姿势

美国一项最新研究证实，男性如果将手提电脑放在双膝，手提电脑所产生的热量，会导致阴囊的温度上升约3℃，而睾丸温度上升1℃就足以使精子数量减少。

因此，男性使用手提电脑时，要避免采取紧闭双腿将手提电脑放于双膝上的姿势。

“特殊”饮料应“特别”对待

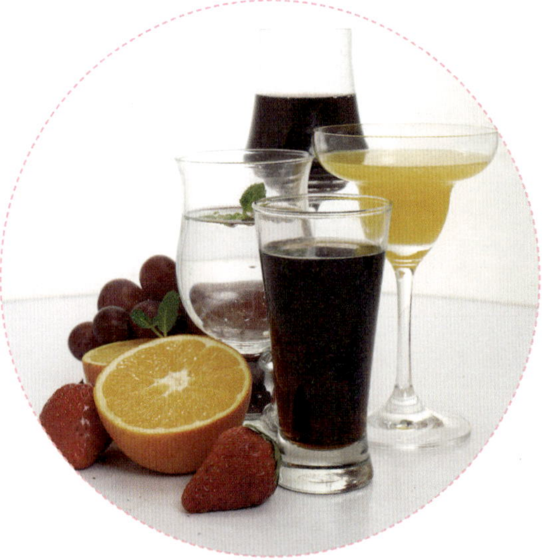

果汁饮料比不过鲜榨果汁

果汁饮料中添加了防腐剂、色素、香精等物质，而且里面所采用的原料和水果没有一点关系，只是用各种调味品和色素调出来的。这些添加剂虽然不会导致人体生病，但终究不利于身体健康，处于备孕期的男女如果想喝果汁，不妨自己榨果汁。

多喝白开水利于身体排毒

最健康的饮料，就是白开水。备孕妈妈在平时最好多补充一些水分，有助于身体排毒。但不要将水反复烧煮，否则，水中的亚硝酸银、亚硝酸根离子等有害物质的浓度就会增加。

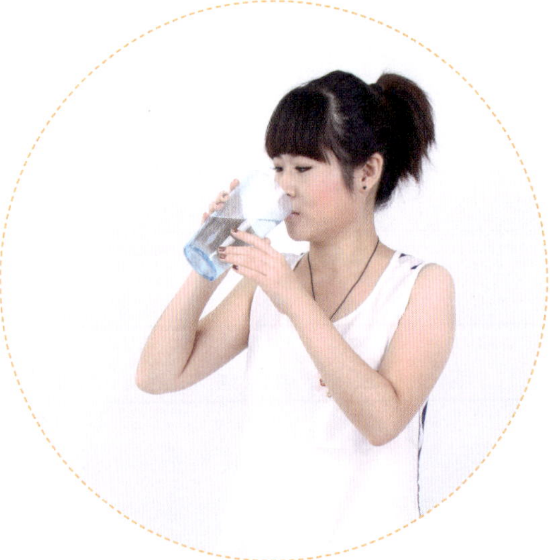

你不知道的小秘密

处于备孕阶段的女性最好少喝或不喝咖啡，因为咖啡中含有咖啡因，大量的咖啡因会减少雌激素的分泌，而体内的雌激素水平偏低，就容易使卵巢的排卵功能受到损害，不利于受孕。据调查显示，平均每天饮用 3 杯以上咖啡的育龄女性，其受孕率比不饮咖啡的女性低很多。而且咖啡因会刺激中枢神经、心脏、呼吸系统，如果适量饮用可以缓解疲乏感，加强消化液的分泌，但如果饮用过多便可造成咖啡因中毒，更不利于备孕。

此外，处于备孕阶段的男性也不要饮用咖啡，因为其中的咖啡因对男性生育能力有一定的伤害，如果过多饮用，伤害更大。

男性尽量少饮可乐型饮料

男性喝可乐型饮料，会使精子受到伤害，导致男性生殖能力出现异常。而受伤精子若恰巧和卵子相遇，极有可能导致胎儿畸形或先天性不足。

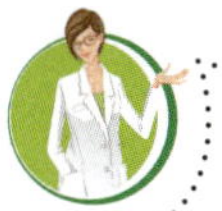

温馨小屋：助孕“茶”

艾叶红糖姜汤：准备艾叶5克，生姜10片，红糖20克；将艾叶洗净，用过滤袋包好，备用；生姜加清水和艾叶袋一起放入煲内，以大火煮滚后，转小火煮20分钟；加入红糖拌匀即可。此茶可逐寒湿，补气血，温暖子宫并提升子宫兴奋度，有助孕的功效。

避开怀孕的“雷区”

早产或流产后不宜过早受孕

女性发生早产或流产后，子宫等生殖器官也尚未康复，特别是做过刮宫手术的女性。如果很快受孕，子宫不能为胎儿提供一个良好的生长环境，同时也不利于子宫尽快恢复正常。

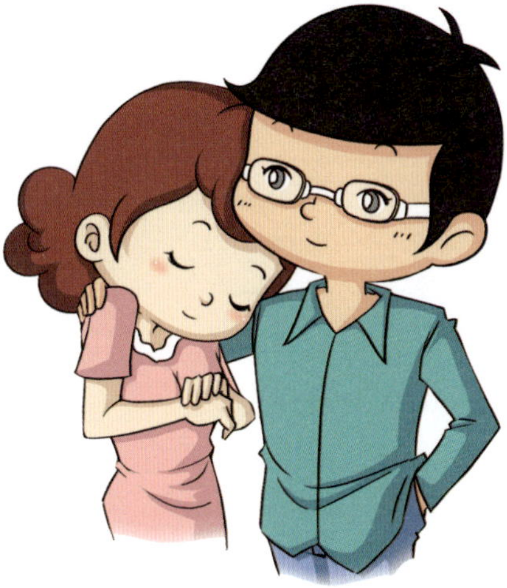

接受X线照射至少一个月后再怀孕

女性在怀孕前一段时间内不宜接受X线照射。因为医用X线的照射能杀伤人体内的生殖细胞。因此，为避免X线对下一代的影响，接受X线透视的女性，尤其是腹部透视者，过3个月后再怀孕较为安全。

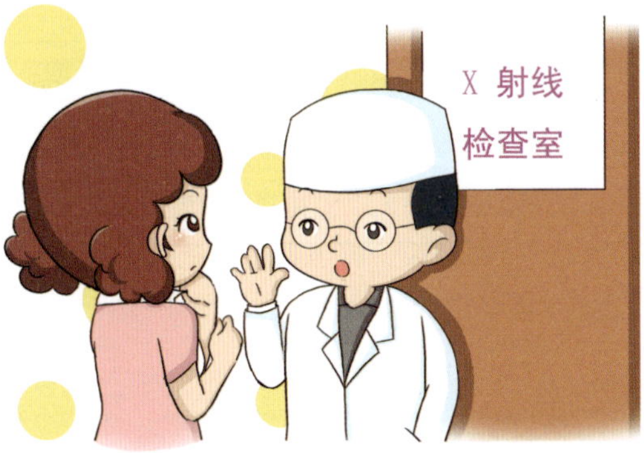

你不知道的小秘密

人处于焦虑抑郁或有沉重思想负担的精神状态时，会影响精子或卵子的质量，即使受孕成功，也会因情绪的刺激而使母体的激素分泌异常，导致胎儿不安、躁动，影响生长发育，甚至引发流产。所以，不可在情绪压抑时受孕。

怀孕的“雷区”

1.旅途中受孕。人在旅行途中生活起居没有规律，大脑皮质经常处于兴奋状态，加上过度疲劳和旅途颠簸，可影响胚胎发育，导致流产，因此，备孕爸妈在旅行途中一定要采取避孕措施。

2.患病期间受孕。患病后，体质和受精卵的质量及宫内着床环境都会受到影响，患病期间服用的药物也可能对精子和卵子产生不利影响。所以，不宜在患病时受孕。

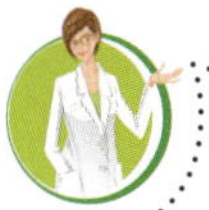

温馨小屋：宫外孕后短期内不可受孕

宫外孕是一种非常危险的疾病，但有的女性求子心切，常常会在治愈后不久便又匆匆怀孕。殊不知，这种做法十分危险，因为输卵管可能还没有完全疏通。如果发生过宫外孕，在彻底治愈后必须坚持避孕一段时间，待医生检查后认为一切正常后再考虑怀孕，以免再次引发危险的宫外孕。

停用避孕措施后能否立即怀孕

服避孕药后怀孕了该怎么办

服避孕药后没多久就怀孕了，首先要咨询医生，然后根据医生的建议决定是否终止妊娠。

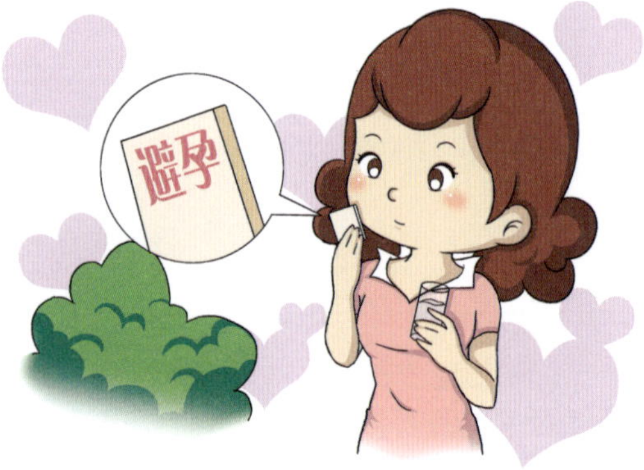

这些避孕方法，停止使用后可立即怀孕

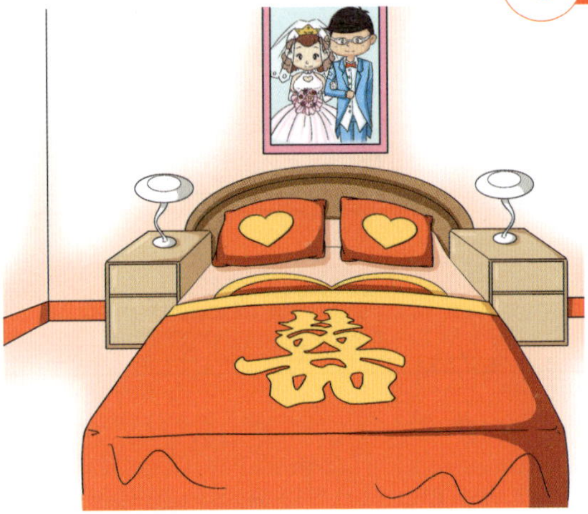

避孕套、避孕膜、宫颈帽等避孕方法统称为屏障避孕法，主要是通过一层屏障，不让精子和卵子有接触的机会，从而起到避孕的作用。在停止应用之后就可以马上怀孕。

你不知道的小秘密

有的夫妻一直采取有效避孕措施，认为想要怀孕的时候只需要停止避孕就可以了，事实上避孕措施就是禁止精子与卵子结合，有的措施也会给机体造成一些影响。所以，如果想要怀孕，需要停止避孕措施后一段时间再受孕。

取出宫内节育器后可以立即怀孕吗

宫内节育器通过占据子宫腔而干扰受精卵着床来达到避孕的目的。如果夫妻准备孕育宝宝，需要提前2~3个月取出节育器，让子宫得以恢复，让受精卵能够在良好环境下生长。尤其是因不规则出血或感染而取出节育器者，子宫腔内环境的恢复往往需要较长的时间，最好经治疗，待月经恢复正常后再怀孕。

夏季怀孕的弊端

夏季，食物丰富，对摄取营养有利，但是由于天气炎热，孕妈妈可能会难以抵挡冷饮的诱惑。夏季瓜果品种丰富，但夏季也易发生各种肠道疾病，轻者腹泻、呕吐，重者会出现高热、脱水及电解质紊乱。以上这些都会影响胎儿的健康。

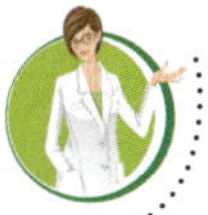

温馨小屋：为什么停服避孕药后不能立即怀孕

口服避孕药的主要成分是合成的黄体酮和微量的雌激素，它们能够在一定程度上减弱卵巢的分泌功能，达到阻止受精卵着床的目的。备孕妈妈在停服避孕药后，卵巢功能还需要一段时间才能恢复，子宫内膜也比较薄弱，不能给受精卵提供良好的成长条件。

另外，口服避孕药属于激素类避孕药，通过肠道被人体吸收，在肝脏中代谢储存，在服用6个月后体内残留的药物才能彻底排出体外，在停药后6个月内受孕，易出现胎儿畸形。

孕前要调整好自己的生活

好的生活习惯不仅能让备孕妈妈和备孕爸爸拥有一个健康的身体，还有利于卵子和精子的生长发育。不好的生活习惯，损害的不只是自己的健康，还有下一代的未来！所以，备孕妈妈和备孕爸爸应调整好自己的生活。

1.备孕爸爸、备孕妈妈应戒烟酒。

2.最好少喝咖啡，若非喝不可，应每天控制在一杯以内。坚决不喝可乐。

3.减少过夜生活的次数，以免影响睡眠。

4.备孕爸爸不要留胡须，因为较为浓密的胡须会吸附空气中很多污染物，这些污染物会通过亲吻传给备孕妈妈。如果胡须中含有病原微生物，对受孕非常不利，还可能使未来胎儿发生畸形。

5.备孕爸爸多锻炼身体，确保精子活力十足。

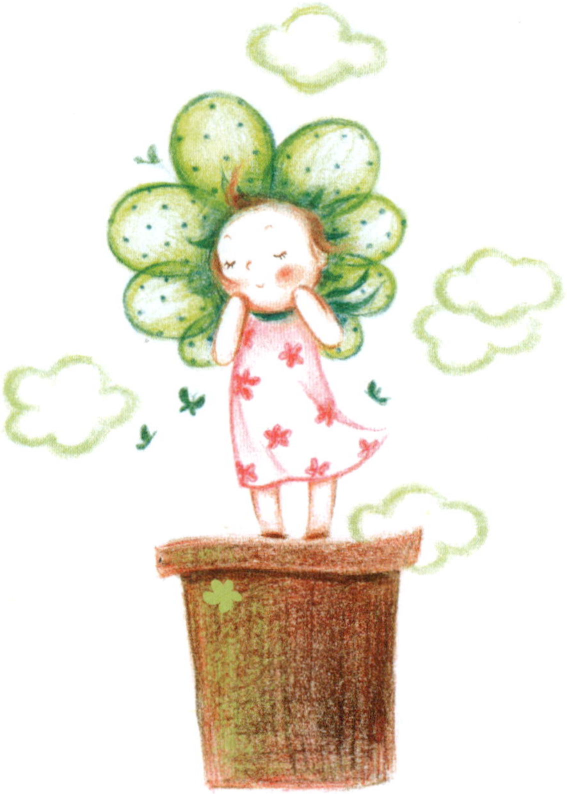

第六章

营养准备

怀孕后，一张嘴喂养“两”个人，所以在孕前注意加强营养补充必不可少。此外，备孕爸妈还应该重新梳理一下自己的饮食习惯，检查哪些饮食习惯不利于受孕或胎儿发育生长，养成良好的饮食习惯。

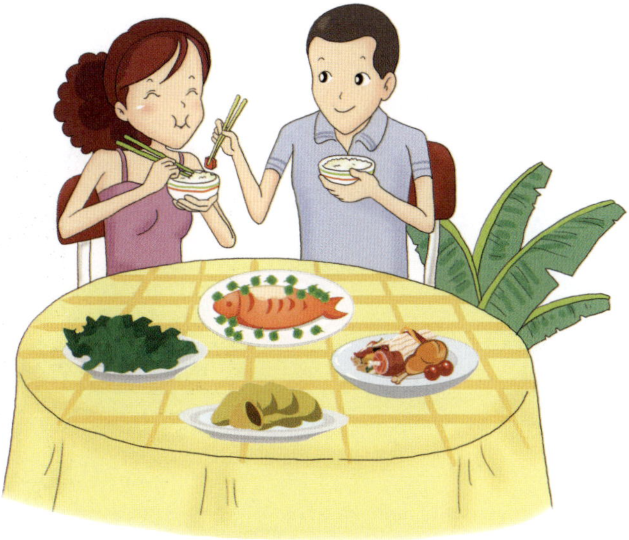

备孕妈妈的营养需求

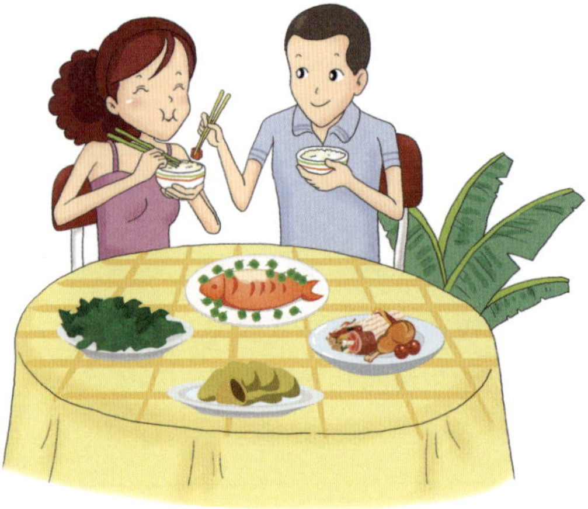

热量充足可提升卵子质量

备孕妈妈每天应从食物中比常人多获得400千卡的热量，增强体力，并储存一些能量。这样，卵子的质量才会更好。

备孕妈妈可多吃鲫鱼

细嫩的肉质，甜美的口感，鲫鱼菜肴给人美好的感受。鲫鱼中含有大量的蛋白质、脂肪，还有丰富的钙、铁等矿物质，是备孕妈妈的首选食物。

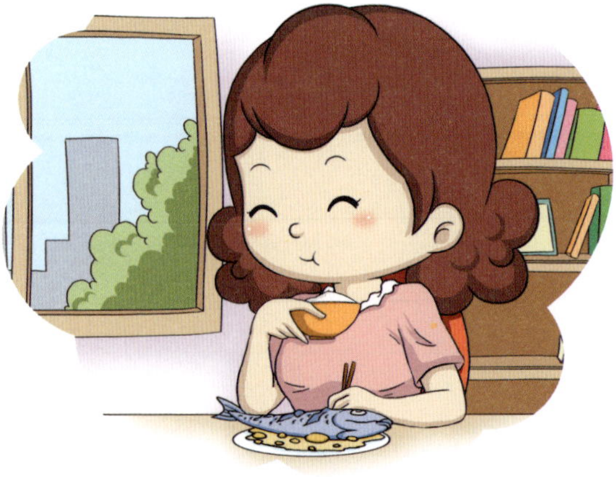

你不知道的小秘密

在备孕期间，应加强营养物质的摄入，尤其是蛋白质、维生素、矿物质。体质、营养状况一般的女性怀孕前 3 个月至半年，就要开始注意饮食调理。

平衡膳食很重要

备孕妈妈尤其要注重摄入的食物有五大类，每一类食物都要保证供给。

1.谷类。包括米、面、杂粮。主要提供碳水化合物、蛋白质、膳食纤维及B族维生素。孕前每天要吃250～400克。

2.蔬菜和水果。主要提供膳食纤维、矿物质、维生素和胡萝卜素。孕前每天应吃蔬菜300～500克，水果200～400克。

3.鱼、虾、肉、蛋（肉类包括畜肉、禽肉及内脏）类。主要提供优质蛋白质、脂肪、矿物质、维生素A和B族维生素。孕前每天应吃150～250克。

4.奶类和豆类食物。含丰富的优质蛋白质和维生素，且钙含量较高，利用率较高。豆类含丰富的优质蛋白质、不饱和脂肪酸、钙、维生素B_1及维生素B_2等。孕前每天应饮鲜奶250～500克，吃豆类及豆制品50～100克。

5.油脂类，包括植物油、动物油等。主要提供能量、维生素E和必需脂肪酸。孕前每天吃25克左右。

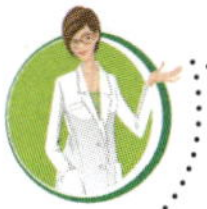

温馨小屋：营养小提示

加强营养，不是越多越好，营养过剩会导致体重增加，不利于受孕和分娩。而且据研究，营养过多易引发糖尿病、慢性高血压等疾病。所以，备孕妈妈应合理安排自己的饮食。

备孕爸爸需要的营养

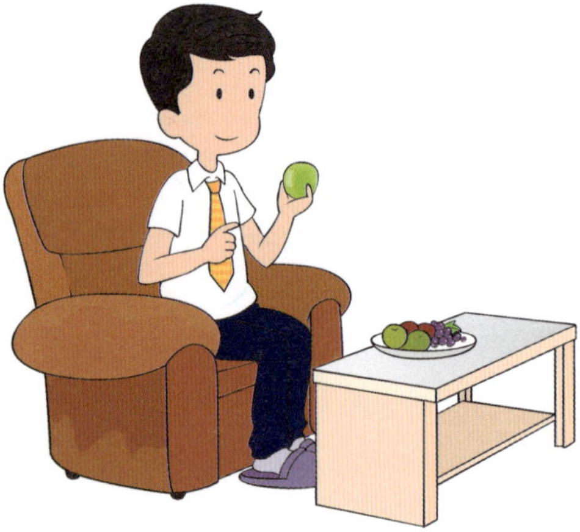

吃水果前先清洗

水果皮中的营养物质虽然很丰富，但是农药残留大多集中在皮上，不认真清洗水果会吃进很多农药。所以，备孕爸爸吃水果不要偷懒哦！

备孕爸爸要保证营养均衡

看呀，备孕爸爸正在烹调鸡腿呢，多么美味呀！备孕爸爸不要挑食哦，除了适量的肉类食物，最好多吃一些天然绿色食品，保证营养均衡。

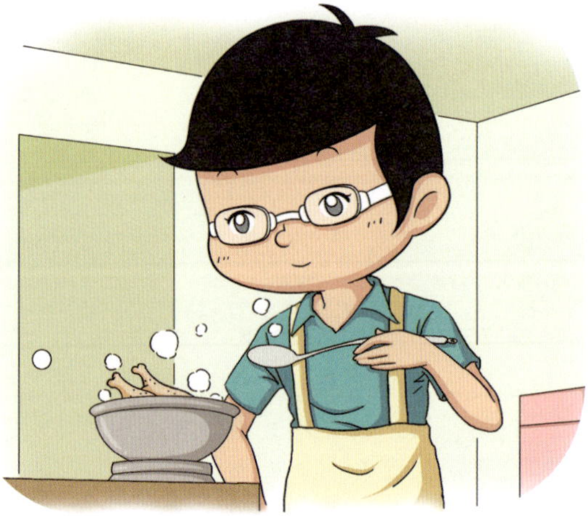

你不知道的小秘密

给精子补充“能量”的“原料”：

1. 胆固醇。为合成性激素的重要物质，可从动物的肝、肾等内脏中获得。

2. 精氨酸。为制造精子的物质，可从豌豆、紫菜、冻豆腐、墨鱼等食物中获得。

3. 锌。缺锌会导致睾丸萎缩、性功能下降，可从花生、燕麦、鱼、肉、蛋等食物中获得。

备孕爸爸需要的营养

1.优质蛋白质。蛋白质为生成精子的重要原材料，合理补充富含优质蛋白质的食物，有益于协调男性内分泌机能以及提高精子的数量和质量。

2.矿物质。锌、硒等元素参与了男性睾酮的合成和运载的活动，同时帮助提高精子活动的能力以及受精等生殖生理活动。

3.维生素。富含维生素的食物，可提高精子的质量。如维生素A和维生素E都有延缓衰老、减缓性功能衰退的作用，还对精子的生成、提高精子的活性具有良好的效果。

4.脂肪和胆固醇。性激素主要由脂肪中的胆固醇转化而来，胆固醇是合成性激素的重要原料，脂肪中还含有精子生成所需的必需脂肪酸。

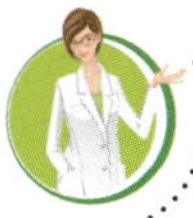

温馨小屋：富含优质蛋白质的食物有哪些

富含优质蛋白质的食物有深海鱼虾、牡蛎、大豆、瘦肉、鸡蛋等。补充蛋白质不能过多，因为蛋白质摄入过量容易破坏体内营养的均衡，造成维生素等多种物质的不足，并造成酸性体质，对受孕十分不利。

备孕妈妈如何补充叶酸

叶酸不宜与维生素C同吃

叶酸在酸性环境中不稳定，而维生素C及维生素B_2、维生素B_6要在酸性环境中，其中所含的维生素才能比较稳定，如果备孕妈妈在吃含叶酸的食物或叶酸补充剂的同时服用维生素C及维生素B_2、维生素B_6，由于二者的稳定环境相抵触，因此吸收率都会受影响。鉴于此，二者服用时间最好间隔30分钟以上。

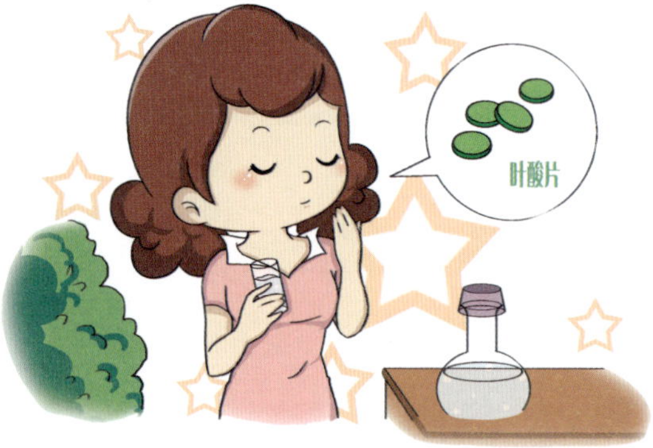

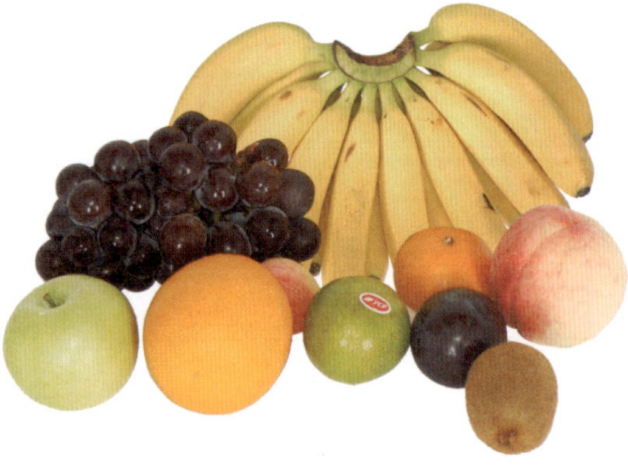

从水果中摄取叶酸

望着五颜六色的水果，你是否已经垂涎欲滴了？在很多水果中都含有叶酸，备孕妈妈可以在平时多吃一些，比如，桃、香蕉、柑橘、葡萄、猕猴桃等。

你不知道的小秘密

叶酸是一种重要的维生素。叶酸缺乏可能导致孕妈妈发生巨幼红细胞性贫血，影响胎儿的发育。并且，科学研究证实，在孕早期补充叶酸还能预防胎儿的神经管畸形。

补充叶酸的关键时期

一般来说，备孕妈妈应该在受孕前3～4个月开始服用叶酸，每天服用0.4毫克。日常还可多吃一些富含叶酸的食物，包括芦笋、鳄梨、香蕉、豆类、西兰花、豌豆、菠菜、酸奶等。

需要重点服用叶酸的人

1. 年龄在35岁以上的备孕妈妈：其卵细胞在体内的时间过长，受孕后，卵细胞的纺锤丝衰老，所以，生殖细胞在减数分裂过程中易出现问题，导致胎儿畸形。

2. 生过一胎或多胎神经缺陷的备孕妈妈：生过一胎神经缺陷的女性再次生出缺陷儿的概率为2%～5%，生过两胎神经缺陷儿再次生出缺陷儿的概率为30%。

温馨小屋：不能忽视补充叶酸

即使在我国神经管畸形低发区，备孕妈妈也不能不补充叶酸，调查显示，低发区的育龄女性中，有些人体内的叶酸并不充足，忽视补充叶酸，就可能会生出神经管畸形儿。

备孕爸爸也要注意营养问题

青虾炒韭菜——壮阳

青虾、韭菜有壮阳的功效。适宜肾虚、阳痿、不育症、腰酸无力的备孕爸爸食用。

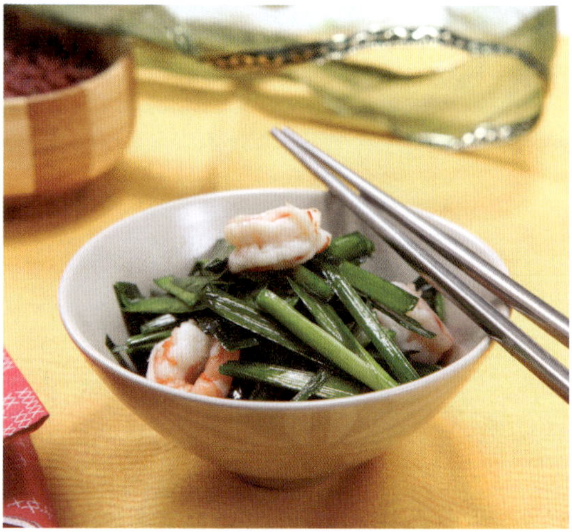

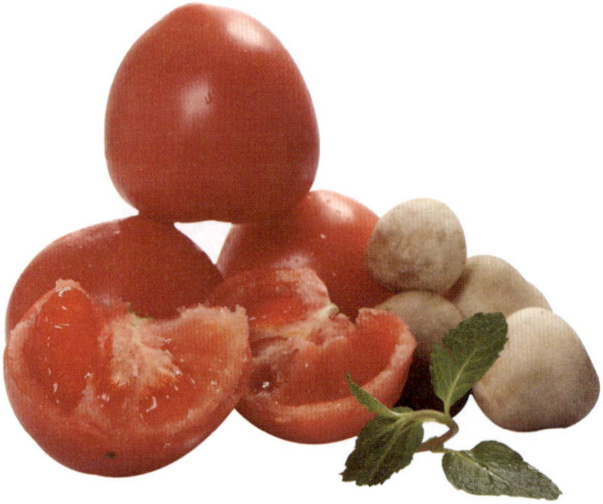

番茄红素为生育清扫"障碍"

西红柿虽然是一种蔬菜，但备孕爸爸完全可以将其作为一种水果来食用。因为其中含有大量的番茄红素，它可以提高受孕率。但要注意，最好将西红柿炒一下再食用，这样更利于人体吸收。

你不知道的小秘密

精子在发育过程中非常脆弱，一旦营养不足就会影响精子的质量，从而导致不育，影响正常受孕。

备孕爸爸需要哪些营养物质

1. 优质蛋白质。蛋白质是生成精子的重要原材料，合理补充富含优质蛋白质的食物，有益于协调男性内分泌机能以及提高精子的数量及质量。

2. 矿物质。锌、硒等元素参与了男性睾酮的合成和运载的活动，同时帮助提高精子活动的能力以及受精等生殖生理活动。

3. 维生素。富含维生素的食物可提高精子的质量。如维生素 A 和维生素 E 有减缓性功能衰退的作用，还对精子的生成，提高精子的活性具有良好效果。

4. 脂肪和胆固醇。性激素主要是由脂肪中的胆固醇转化而来，胆固醇是合成性激素的重要原料，脂肪中还含有精子生成所需的必需脂肪酸。

美味厨房：青虾炒韭菜

原料：

青虾250克，韭菜100克，盐、味精、油各适量。

做法：

1.将韭菜洗净，切成段。

2.把青虾剪去头足，挤出虾仁，洗净控水。

3.在锅内放油，放入虾，用旺火烧熟，再放入韭菜翻炒，加盐、味精适量，拌匀即可出锅。

备孕爸爸也要补充叶酸

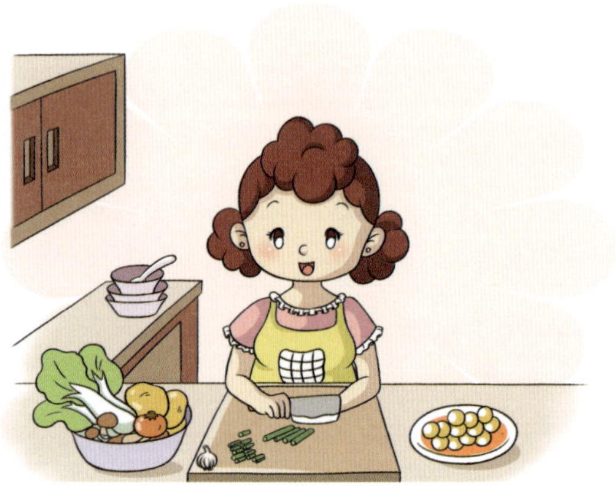

补充叶酸要求烹调蔬菜有技巧

为了不让蔬菜中的叶酸流失太多，刚买回的蔬菜要当天吃，烹调前应先清洗，后切。在烹调时，应用大火快炒，不要超过5分钟。如果用清水煮菜，应等水沸腾后再放入蔬菜。

补充叶酸要求烹调肉类有技巧

为了尽可能保留肉类中的叶酸，在烹调肉类食物前，应将肉切成薄片、细丝，并用大火快炒。如果是烹调排骨、全鸡、鱼等大块的肉类或鱼类，应放入冷水中，用小火慢慢煮透。

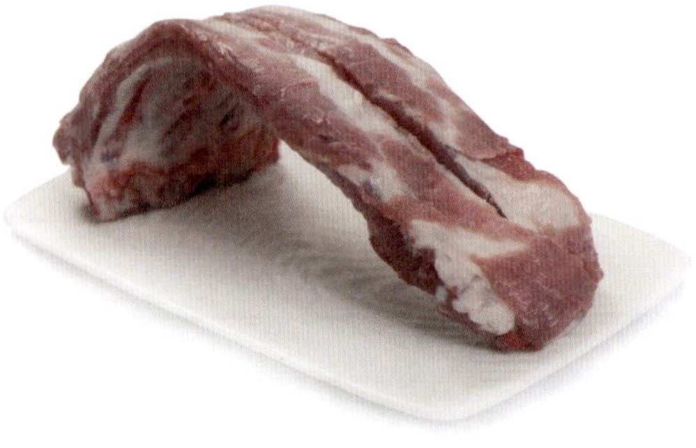

你不知道的小秘密

备孕爸爸体内叶酸不足会降低精液的浓度，削弱精子活力，有时还会造成精子中染色体分离异常，这不仅容易引发孕妈妈流产，还会导致胎儿出现问题，如 21 - 三体综合征。此外，还会增大宝宝成年后患癌症的概率。

用牛奶提高叶酸的利用率

1999年，美国宾夕法尼亚州立大学研究中心针对牛奶对叶酸的作用做了一项实验：两组育龄女性在8周内食用低叶酸食物，其中一组每天都喝牛奶，另一组不喝牛奶，后者体内的叶酸浓度增加了，而没有喝牛奶的体内叶酸浓度下降了。

对上述两组女性的血、便样本进行分析发现，前者红细胞中的叶酸浓度变大了，后者却变小了。这说明，喝牛奶可以使叶酸的利用率提高。

温馨小屋：服用叶酸的不良反应

有些人在服用叶酸时，可能出现过敏反应，严重的会出现皮疹、头晕、呼吸不顺畅等。对此，应马上到医院进行诊治。

此外，大量服用叶酸也可能出现不良反应，比如，恶心、食欲下降、腹胀、尿黄等症状，但只要没有超出人体对叶酸最低需求量的20倍，就不会产生毒性。一旦超过这一数值，人体可能就会出现惊厥，还可能使神经系统受到伤害。

养成有益于精子发育的饮食好习惯

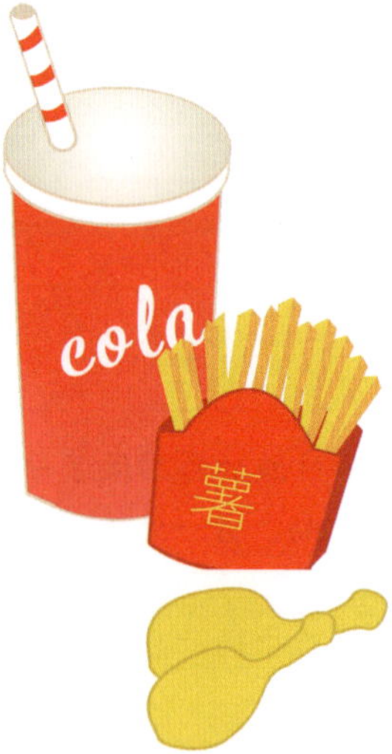

经常吃油炸食物会损害精子

油炸的淀粉类食物中存在丙烯酰胺，会造成男性的精子变少、活力变弱。

大豆制品要少吃

有研究结果表明，每天都吃大豆制品的男性，其每毫升精液中精子的数量比不经常吃大豆制品的男性少很多。为优生起见，备孕爸爸还是适量吃大豆制品。

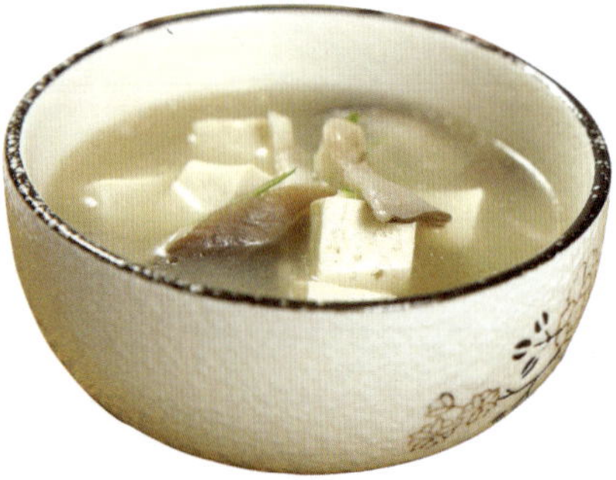

你不知道的小秘密

蔬菜、瓜果等的表皮农药残留较多，会降低精子的存活率，因而备孕爸爸在吃有皮水果时，一定要先削皮。清洗蔬菜时，要先将其浸泡一段时间，多洗几次再下锅。同时，备孕爸爸应注意合理搭配饮食，均衡营养，杜绝偏食。

吃什么可提高精子质量

这些食物可提高精子质量：水产品、狗肉、荔枝、枸杞子、牡蛎、驴肉、蜂蜜、鸡蛋。

不食用微波炉加热过的食物

用微波炉加热食物虽然很方便，但在高温下却容易使容器中的化学物质融入食物中。同时，用来盛热饭菜的塑料制品多含有二噁英，这是一种有毒物质，会严重影响男性精子健康。

摄入赖氨酸可增加精子数量

精子量少或无精，会引发不育。如果不是机能障碍所致，应多食含有赖氨酸的食物，如鳝鱼、泥鳅、鱿鱼、带鱼、鳗鱼、海参、墨鱼、蜗牛、山药和银杏。另外，缺锌也会导致精子减少，备孕爸爸应多食含锌量高的食物，如牡蛎、鸡肉、鸡肝、猪肉、花生米等。

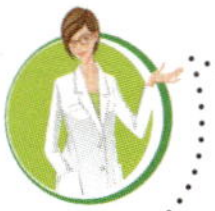

温馨小屋：备孕爸爸少喝奶茶

大部分珍珠奶茶的原材料为奶精、色素、香精、木薯粉等。而奶精中含有不少氢化植物油，它是一种反式脂肪酸，在进入男性体内后，会阻碍雄性激素的释放，抑制精子的活力，对精子在体内的成熟过程造成影响。

孕前十大星级备孕食品

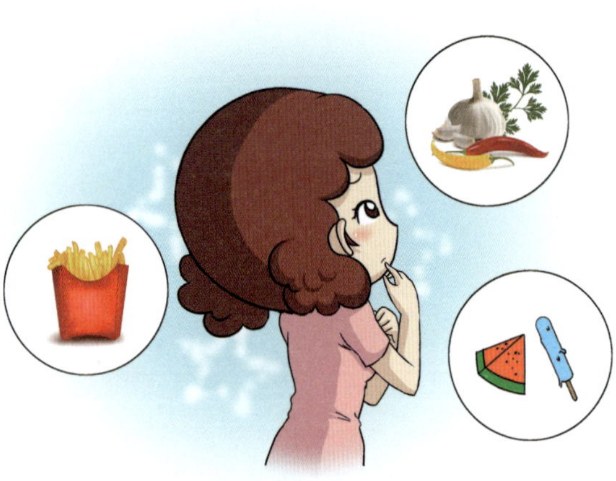

少吃或不吃辛辣、高糖食物

辛辣食物会导致备孕妈妈的消化功能紊乱，出现便秘或痔疮，备孕妈妈怀孕后便秘和痔疮的状况还会加重；高糖食物会让备孕妈妈糖代谢紊乱，怀孕后易出现妊娠糖尿病。备孕妈妈不要“贪嘴”食用这些食物哦！

不可过多食用胡萝卜

胡萝卜对眼睛和皮肤健康皆有益，但其中的胡萝卜素会导致卵巢的黄体素合成、分泌出现异常，还可能造成月经紊乱、不排卵等现象。备孕妈妈平时吃胡萝卜不要过量哦！

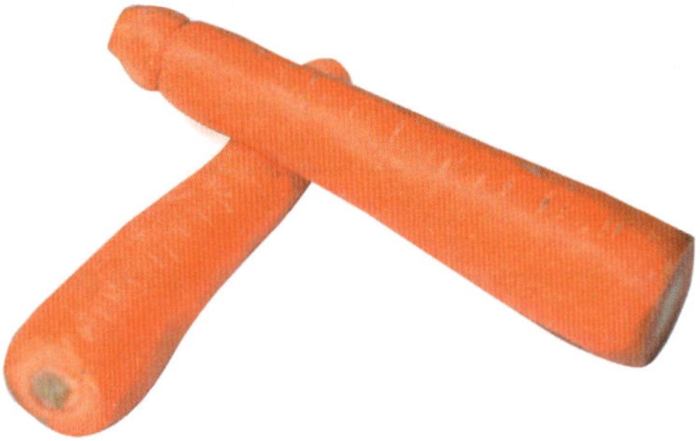

你不知道的小秘密

资料表明，妊娠期间营养不良者发生流产、早产、死胎、新生儿死亡、畸形等情况的概率，要比营养正常者高很多。所以，在孕前，备孕妈妈一定要补充好营养物质，保证体内营养的全面。

孕前十大星级备孕食品

1.小米。其中含有大量的维生素B_1、维生素B_2、维生素E，且所含钙、铁、锌的含量高于大部分谷物。

2.燕麦。其中含有的维生素B_1、镁、锰等多种矿物质的含量多于大部分谷类。

3.坚果。含大量的不饱和脂肪酸、维生素E和锌、钙等矿物质。

4.深绿色叶菜、苔菜。内含大量的维生素C、维生素K、叶酸、铁、膳食纤维等，且含有槲皮素、叶黄素等抗氧化成分。

5.深黄色蔬菜、水果。含有较多的胡萝卜素、番茄红素、叶黄素等抗氧化成分。

6.藻菌类食物。海藻中含大量海藻胶、钙、碘等矿物质；蘑菇中含有较多的糖、蛋白质、B族维生素。

7.鸡蛋。可提供给人体易吸收、质量高的蛋白质。

8.奶类。内含大量的钙和维生素A。

9.豆类。可提供给人优质蛋白质、钙。

10.红肉。内含血红素铁、锌等营养成分。

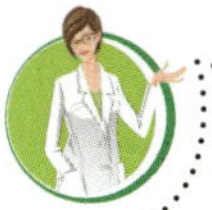

温馨小屋：破坏备孕大计的食物

1.辛辣、刺激性食物。　　2.高糖食物。

3.腌制食品。　　4.含咖啡因的食物。

偏瘦的备孕妈妈要吃什么

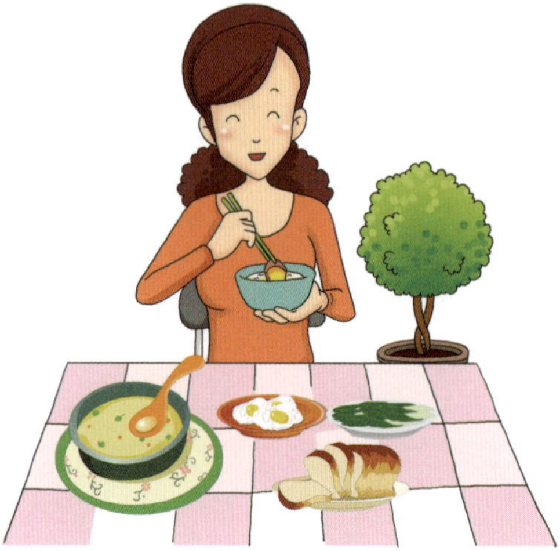

食用动物肝脏补血

食用含铁量丰富的食物可帮助补血，动物肝脏中含有较多的铁，比如，猪肝，备孕妈妈在平时可适当食用一些。

贫血备孕妈妈不要喝茶

偏瘦的备孕妈妈多贫血，而茶叶中含有较多的鞣酸，在进入人体后会与人体内的铁元素相互作用，生成一种不容易溶解的物质，长期饮茶，会加重贫血。所以，贫血的备孕妈妈要远离茶哦！

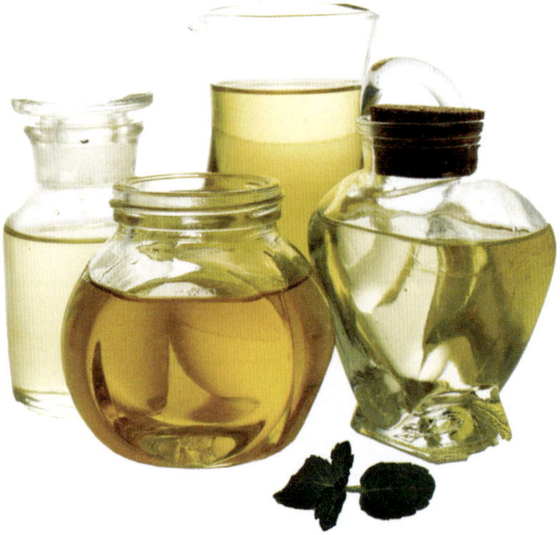

你不知道的小秘密

偏瘦的备孕妈妈多缺乏营养，而缺乏营养容易导致卵子活力降低或月经异常，不利于受孕。研究表明，身材偏瘦的女性在孕期前 3 个月比身材正常的女性发生流产的概率要高。

如何增重

1.一日三餐都要吃，营养要均衡。选择的食物种类应多样化。

2.在三餐之间应食用两三次点心。点心以高蛋白、高营养食物为主。

3.多食用含维生素多的水果，或喝鲜榨果汁。

4.在用餐后应适当摄入木瓜酵素或综合酵素。

5.多摄入钙、铁、锌等营养物质。

全天饮食推荐：

早餐：一碗小米粥或皮蛋瘦肉粥、一个煮鸡蛋、一杯豆浆。

午餐：一碗米饭或一碗面条、一份水煮菜、一杯酸奶、一个猕猴桃、一份高纤饼干。

下午茶：一个茶鸡蛋、一份卤味小菜、少许高纤饼干，一杯奶昔。

晚餐：一碗米饭或一碗面条、一份瘦肉或鱼、一份蔬菜沙拉或炒蔬菜、一杯自榨果汁、一杯酸奶。

饭后水果：适量西红柿、菠萝等。

宵夜：一份土司（上面涂抹大蒜酱、果酱、花生酱、奶油等）、一杯牛奶或豆浆。注意，至少在睡前两小时用餐。

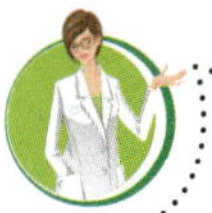

温馨小屋：适当补血

身材偏瘦的备孕妈妈多贫血，若怀孕了，贫血的现象会更严重，容易发生流产、早产，所以，在平时，备孕妈妈应适量食用黑豆、胡萝卜、菠菜、金针菜等可帮助补血的食物。

偏胖的备孕妈妈要吃什么

每天称重增加减肥信心

备孕妈妈在减肥时，如果怕自己减肥过度或没有效果，可以在家中放一个秤哦！每天在固定时间量一量,你的减肥信心会直线上升哦！

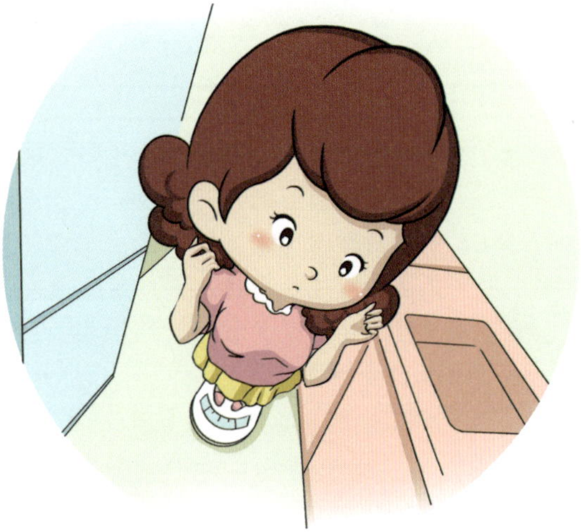

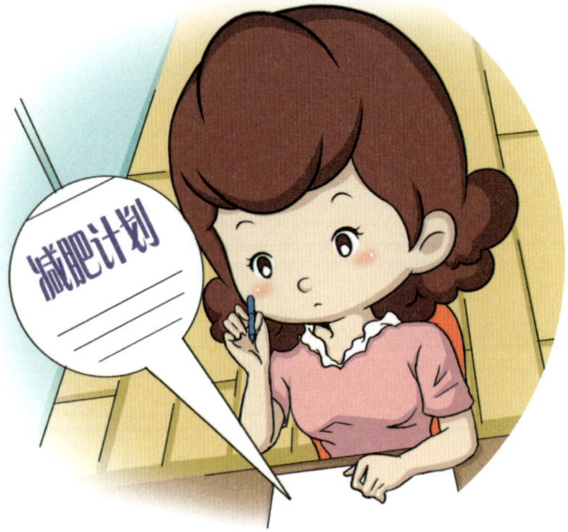

减肥不要过度

“行动处似弱柳拂风”，的确美如天仙。但备孕妈妈不可以哦，因为成年女性的脂肪过度减少会造成排卵停止或闭经，甚至失去生育能力。

你不知道的小秘密

备孕妈妈偏胖易出现内分泌紊乱，从而导致代谢综合征，比如，多囊卵巢综合征、高雄激素血症等，甚至出现不孕。

偏胖备孕妈妈的进食选择

偏胖的备孕妈妈每天应保证营养均衡，与此同时，为减肥或避免增胖，可选择进食以下食物：

1.素食：蔬菜、水果、豆腐。

2.酸的食物：梅子、柠檬、橘子、醋拌菜等。

3.其他：南瓜、牛蒡、竹笋、海藻类等。

是否偏胖，看体重指数

体重指数（BMI）：是根据体重和身高而定的衡量人的体重高低的指数。

计算公式为：体重指数 = 体重（kg）/ 身高^2（m^2）。

成年女性的标准体重指数是：18 ~ 24，也叫健康体重；低于 18 为体重偏低；24 ~ 30 为超重；30 ~ 35 为严重超重；40 以上为极度超重。

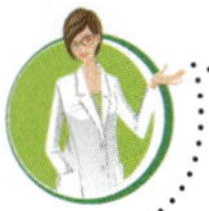

温馨小屋：健康的减肥方式

在计划怀孕前制订一个运动减肥计划，不可随意使用药物减肥，更不要通过限制进食来减肥。因为各类减肥药物往往是通过干扰身体的物质代谢来达到减肥的目的，这些药物也会对生殖细胞造成不良影响；禁食会使身体脂肪消耗过大，酮体增加，受孕后将对胎儿的健康发育不利。

消化不良型备孕妈妈的孕前营养攻略

少吃刺激性食物

生冷、辛辣等刺激性食物对消化道黏膜具有较强的刺激作用，容易引起腹泻或消化道溃疡。尤其是消化不良的备孕妈妈，更应该注意。

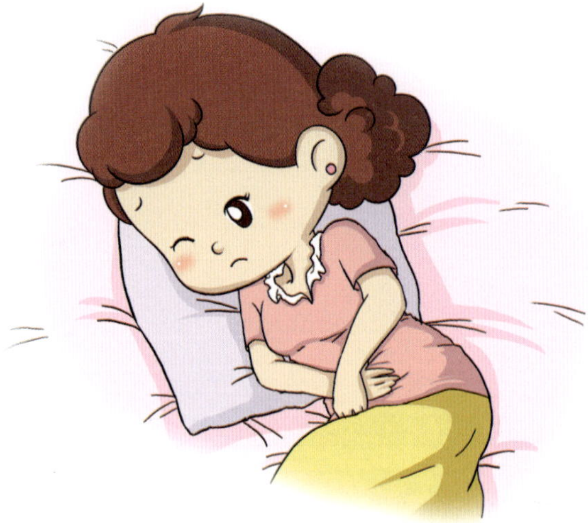

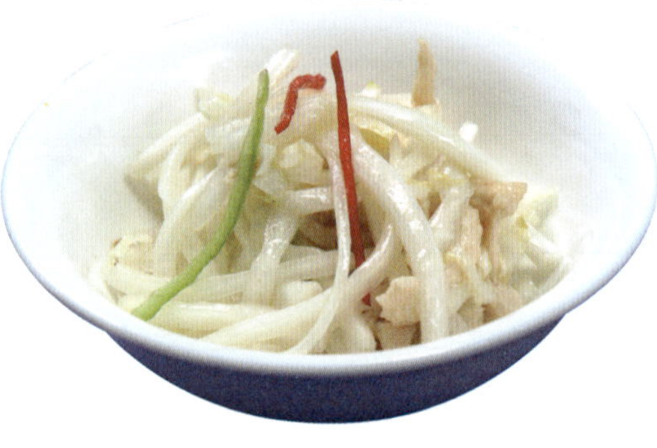

鸡丝烩白菜——促进消化

白菜含有大量的粗纤维，可促进胃肠道蠕动，帮助消化，防止大便干结；鸡胸肉是鸡肉中蛋白质含量较多的部位，消化率极高，容易被人体吸收和利用。

你不知道的小秘密

消化不良型的备孕妈妈，因为体内热量过高或体力不足，连带胃肠功能也弱，所以要将少量营养价值高的食物做得易消化吸收。另外，多选择易消化的面食类食物，避免选择影响消化的食物。

消化不良人群适宜吃的七种食物

1.苹果。
2.西红柿。
3.大麦。
4.酸奶。
5.番木瓜。
6.白菜。
7.橘皮。

美味厨房：鸡丝烩白菜

原料：

鸡胸肉50克，白菜梗200克，蛋清、食用油、淀粉、盐、葱、姜、料酒各适量。

做法：

1.将鸡胸肉洗净，切成丝，装碗，倒入适量蛋清、盐、淀粉、料酒拌匀；将白菜梗先切成长段，再切成丝。

2.锅内加适量食用油烧热后，放葱、姜爆香后关火。

3.等油微凉后，将鸡丝放在锅内过油，用筷子拨散，不使其成团，盛出备用。

4.锅内留油，开火烧热后，放入白菜丝，炒至八成熟时，加少许盐，并将鸡丝倒入，炒匀。

5.将适量淀粉加少量水调匀，倒入锅中勾芡，待汁浓时即可出锅。

素食型备孕妈妈的孕前营养攻略

酥炸甜核桃——补充氨基酸

备孕妈妈平时可以多吃些核桃。核桃含有蛋白质、脂肪酸、氨基酸、矿物质及多种维生素，对胎儿的中枢神经发育、血液生成及骨骼成长很有帮助。

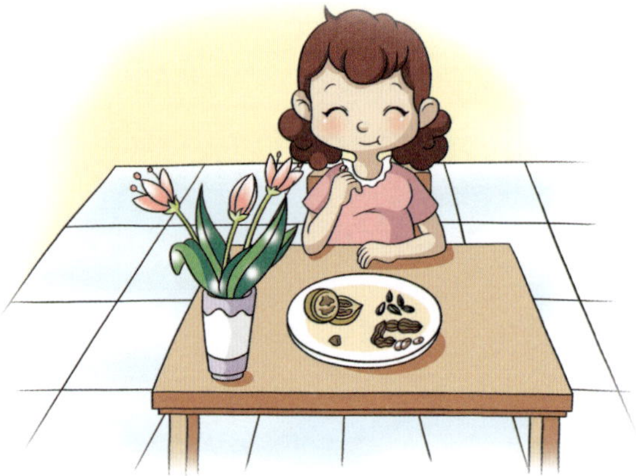

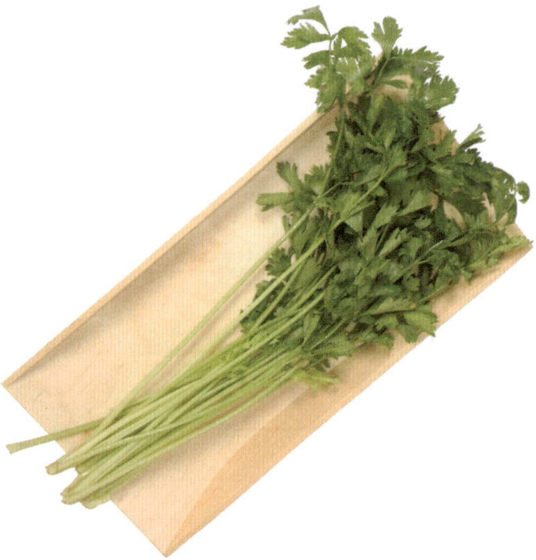

多吃芹菜可养血

由于素食型备孕妈妈很少食用含有丰富维生素 B_{12} 的动物性食品，体内无法得到维生素 B_{12}，很容易贫血，所以，在平时饮食中，应多食用补血、养血的食物。芹菜可清热解毒，补虚养血。备孕期不妨多吃一些哦！

你不知道的小秘密

素食型的备孕妈妈应从日常膳食中获得平衡而足够的蛋白质、各种维生素及矿物质，只要将各类食物配搭着吃，力求均衡，是能保证营养供给的。

素食型的备孕妈妈应着重补铁

铁大量存在于动物性食物中，缺乏时易导致贫血，因此素食型的备孕妈妈在孕前应着重补铁。可增加进食如海藻、麦片、菠菜、芹菜等食物。

吃什么可获得氨基酸

素食型的备孕妈妈可在吃壳物食品时（如米、麦、玉米），兼吃脱水豆类、豌豆或一些硬壳果的果仁；煮食新鲜蔬菜时，亦可加入少许芝麻、果仁或蘑菇。

美味厨房：酥炸甜核桃

原料：

核桃仁400克，盐、麦芽糖、砂糖、白芝麻各适量，柠檬汁少许，清水适量，净油适量。

做法：

1.核桃仁放入开水中煮3分钟捞起，冲净控水。
2.白芝麻洗净，控干水分，以白锅炒香。
3.烧适量开水，加入砂糖及盐，放入核桃仁煮3分钟捞起，控干水分。
4.将糖煮溶，加入柠檬汁，放入核桃仁煮5分钟，盛起控水。
5.净油烧至微滚，加入核桃仁炸至微黄色盛起，撒上白芝麻即成。

挑食的备孕妈妈孕前营养攻略

孕前挑食对将来胎儿的发育不利

身体没有足够的营养物质，怎能给将来的胎儿提供充足的营养，保证胎儿健康发育成长？为了宝宝，必须改掉挑食的坏毛病，保证均衡摄入营养。

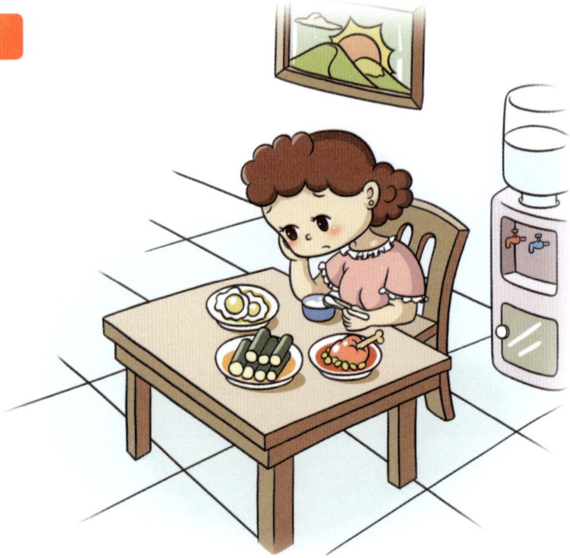

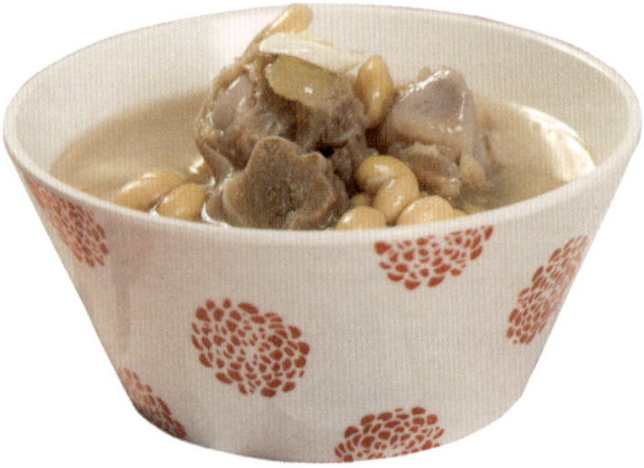

黄豆猪蹄汤——生津润燥

此汤以黄豆和猪蹄为主要食材，营养价值丰富。其味甘性平，具有养颜美容，益气和中，生津润燥之功效。备孕妈妈可以用此汤作为大补佳品。

你不知道的小秘密

经常挑食的备孕妈妈会因缺乏营养而出现头晕、头痛、感冒、牙龈出血、瘀血等症状。一旦怀孕，很可能出现恶心、吃不下东西等症状，严重影响了对食物中营养成分的吸收，即便改善饮食也难以弥补之前的损害，从而影响胎儿的健康发育。因此，备孕妈妈应改掉不良饮食习惯，合理摄入瓜果蔬菜、肉类、五谷杂粮等食物。

孕前宜吃的食物

1.水果。水果中含有大量的维生素，对胎儿的大脑发育有益。

2.芝麻。黑芝麻含多种必需氨基酸，这些氨基酸均为构成脑神经细胞的主要成分，必须随时进行补充。

3.核桃。据测定，500克核桃仁相当于2500克鸡蛋或4750克牛奶的营养价值，对大脑神经细胞有益。

4.菠菜。每100克菠菜中叶酸的含量高达350微克，多吃菠菜可起到在孕前补充叶酸的作用。

美味厨房：黄豆猪蹄汤

原料：

猪蹄2只（约500克），水发黄豆100克，料酒、酱油、盐、葱花、姜末各适量。

做法：

1.将猪蹄收拾干净后，切成块，放入开水中烫一下，捞出，洗净备用。

2.将葱花、姜末、酱油、盐、清水放入锅内，煮开。

3.将猪蹄块和水发黄豆放进锅内，旺火烧开，然后改用文火炖，直到猪蹄肉和水发黄豆都煮烂。加入料酒和酱油，煨尽汤汁后即可出锅。

孕前通过饮食排毒

排毒菜肴——胡萝卜炖牛肉

将牛肉洗净，切成小块，放入沸腾的水中，去除血水，捞出备用；将胡萝卜洗净，切成小块，放入沸水中，再放入牛肉，用旺火煮沸，放入调料后调小火慢慢炖，直至肉质熟烂。

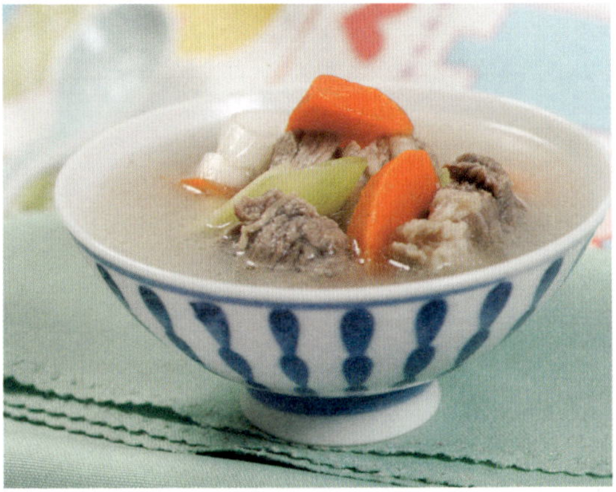

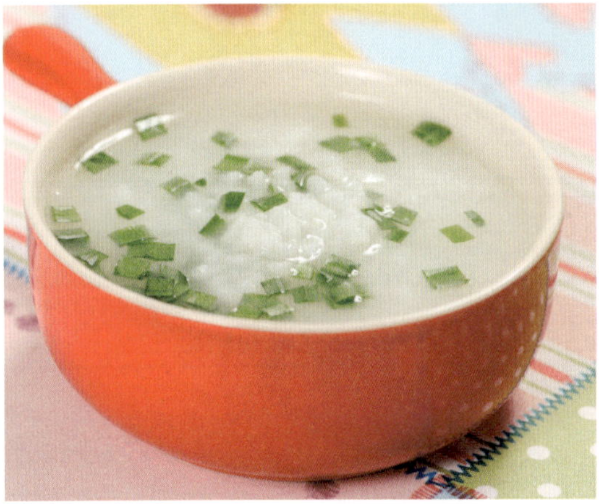

排毒菜肴——韭菜粥

将适量的韭菜洗净，切成段；将洗净的粳米放入锅中煮成粥，放入切好的韭菜、少量食用盐，煮熟后即可。

你不知道的小秘密

备孕爸妈应从孕前6个月开始进行身体排毒，对此，可采用食物排毒法。

1. 肝脏排毒：需要食用胡萝卜、大蒜、无花果、葡萄等。
2. 肾脏排毒：需要食用黄瓜、樱桃等。
3. 肠道排毒：需要食用黑木耳、海带、猪血、苹果、草莓、蜂蜜等。

排毒食物有哪些？

1.动物血：其中含有血红蛋白，在被胃液分解后，可和人体中的烟尘、重金属相互作用，加强淋巴细胞的吞噬能力，从而有效排毒。备孕爸妈应每周食用1~2次。

2.海藻类：其中含有一种胶质，可帮助体内的放射性物质从肠道排出体外。

3.春韭：其中含有的粗纤维可促使吸烟、饮酒者体内的毒物排出。

4.豆芽：其中所含的多种维生素可“消灭”体内致畸物质，加强性激素的产生。

5.海鱼：其中含有大量多种不饱和脂肪酸，可阻碍人体吸收烟中有害物质，提高人体免疫力。

6.黄瓜：黄瓜皮中含有的苦味素，可清热解毒、生津止渴、排毒清肠。

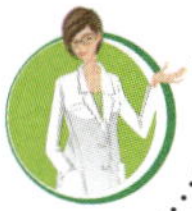

温馨小屋：最需要排毒的备孕爸妈

当备孕爸妈的身体出现这几种信号时，就应该提醒自己重视排毒了：便秘、黄褐斑、肥胖、痤疮、口臭、皮肤瘙痒、湿疹、十二指肠溃疡、肠易激综合征。

在进行排毒时，除了可以选择通过饮食排毒外，还可以通过运动，这两种方式不仅健康，还适用于每一个人。

孕期营养先知道

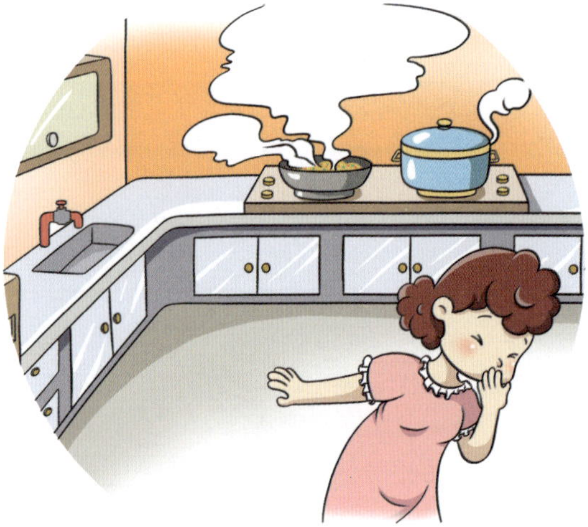

孕妈妈不要长时间停留在厨房

为了宝宝和自身健康，孕妈妈不要长时间停留在厨房哦！因为厨房中有很多有害气体，比如，二氧化硫、一氧化碳，它们会通过鼻腔进入到孕妈妈体内，对孕妈妈造成伤害。如果经常吸入低浓度一氧化碳，出生的宝宝智力发育会迟缓。

孕妈妈平时可适当吃一些核桃

核桃仁中的不饱和脂肪酸含量高，有降低血中胆固醇的作用，其中亚油酸还是理想的肌肤美容剂。核桃中的磷脂具有增强细胞活力的作用，能让皮肤光滑细腻，增强机体抵抗力。孕妈妈经常食用核桃仁，可促进胎儿骨骼、毛发和细胞的生长发育，还可预防妊娠高血压疾病的发生。

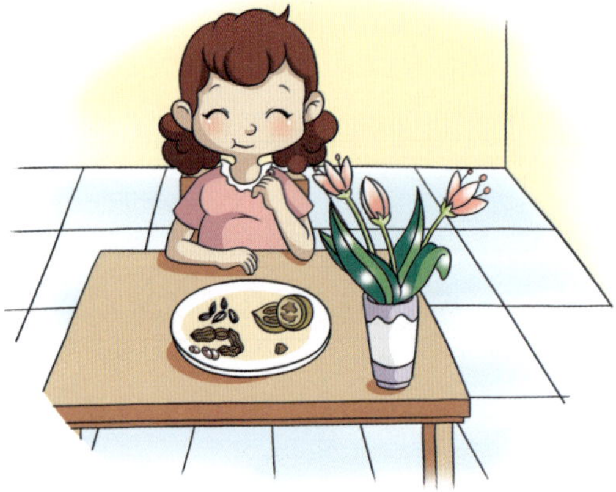

你不知道的小秘密

孕早期的孕妈妈，易出现胃部沉重感、食欲缺乏、恶心甚至呕吐现象。饮食上应注意以下几点：

1. 饮食不要求规律化，也不必过分考虑食物的营养价值。

2. 设法增进食欲。如喜食酸者，可准备些酸梅、柑橘或在菜肴中加醋；喜冷食者，可做些凉拌菜。

3. 避免便秘。在平时要多吃蔬菜、水果及含纤维素的食品。

4. 补充水分。可食用水果，喝汤等。

孕中期的饮食要点

孕中期，孕妈妈的基础代谢加速，糖利用增加，每日热量需要量比孕早期增加约300千卡（1千卡＝4186焦耳）。但热量的增加依据劳动强度、活动量的大小因人而异。随着热量需要量的增加，与能量代谢有关的维生素B_1、维生素B_2的补充量也应相应增加。

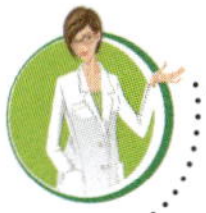

温馨小屋：孕晚期的饮食原则

在孕晚期，当孕妈妈钙的摄入量不足时，胎儿可动用母体骨骼中的钙，导致孕妈妈出现软骨病。胎儿缺钙时还会发生腭骨及牙齿畸形、不对称现象。孕晚期钙的供给量应为每日1500毫克。孕妈妈还应摄入足量维生素D，促进钙的吸收。

此外，孕晚期还应特别补充维生素B_1，若维生素B_1不足，易引起呕吐、倦怠、机体无力，影响分娩时的子宫收缩，使分娩困难。

对孕妇奶粉先做了解

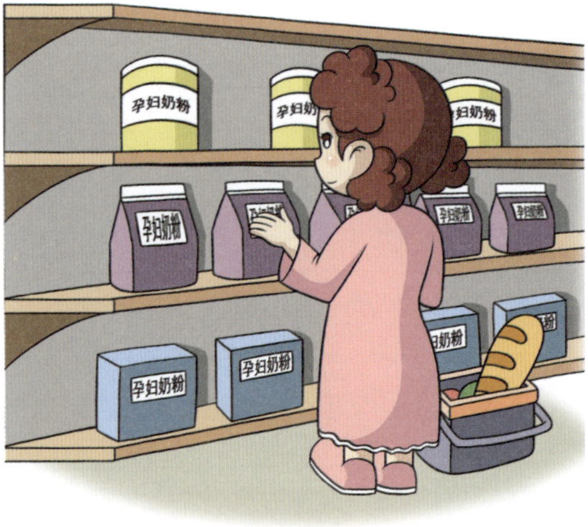

判断孕妇奶粉的品质

挑选好的孕妇奶粉，可以从货架上直接拿一个，然后摇晃摇晃，如果听见了“沙沙”声，而且声音很清晰，就不要犹豫了，果断购买。

什么时候喝孕妇奶粉最适宜

孕妈妈喝孕妇奶粉，最好在每天的早上和晚上分别喝一杯，但是因为每位孕妈妈的饮食习惯不同，摄入的营养物质也不相同，因此，孕妈妈在喝孕妇奶粉前，最好先咨询一下医生，调整喝孕妇奶粉的次数和量。

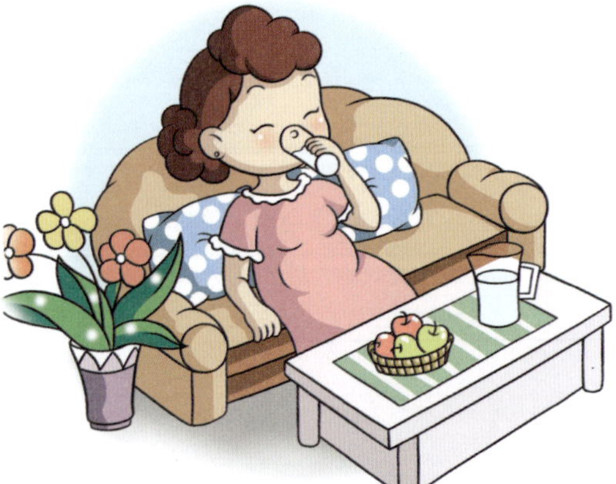

你不知道的小秘密

目前市场上的孕妇奶粉品种众多，孕妈妈要选择适合自己营养需求的孕妇奶粉，避免食用单一奶粉而导致其他营养素的缺乏。另外，孕妈妈最好在刚怀孕时就开始喝奶粉。

怎样选择孕妇奶粉

1.尽量选品牌时间久的。这样的品牌生产条件成熟，信誉较好，质量有保证。

2.观察外包装。正规厂家的包装应是完整无损、图案清晰、内容介绍详细（商标、生产厂名、生产日期、保质期等）。

3.售价是否合理。根据国家标准规定，孕妇奶粉的营养标准较高，优质奶粉的销售价格一般不会太低。

4.观察奶粉的色泽。优质奶粉的颜色一般为乳白色或乳黄色，颗粒均匀，无杂质，无结块。

5.闻气味。优质奶粉有奶香味和轻微的植物油味，无异味、甜度适中。

6.售后服务情况。正规厂家生产的奶粉包装上会有咨询热线、公司网址等服务信息。购买前可打电话咨询。

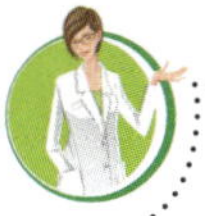

温馨小屋：孕妇奶粉和鲜牛奶，谁的营养更胜一筹

目前，市面上销售的鲜牛奶大多强化了维生素A、维生素D和钙质营养素，但与孕妈妈所需的营养素来比要差很多。而孕妇奶粉几乎涵盖了妊娠期所需的各种营养素，其含量也都比鲜牛奶中含量高，基本可以满足妊娠期的营养需求。

适量食用动物肝脏

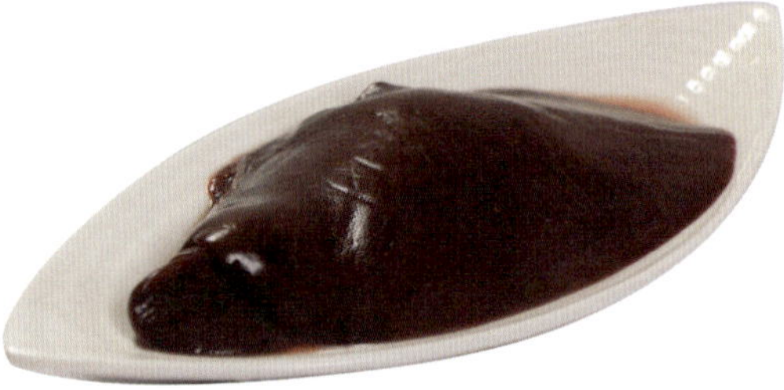

吃动物肝脏对眼睛有益

动物肝脏中含有丰富的维生素 A，维生素 A 可促进胎儿的眼睛发育，让宝宝的眼睛“炯炯有神”！

动物肝脏含有对胎儿脑发育有益的胆固醇

没有高血压、心脏病史的女性在备孕期及孕期适量吃肝脏很好，能提供促进胎儿大脑发育所必需的营养。

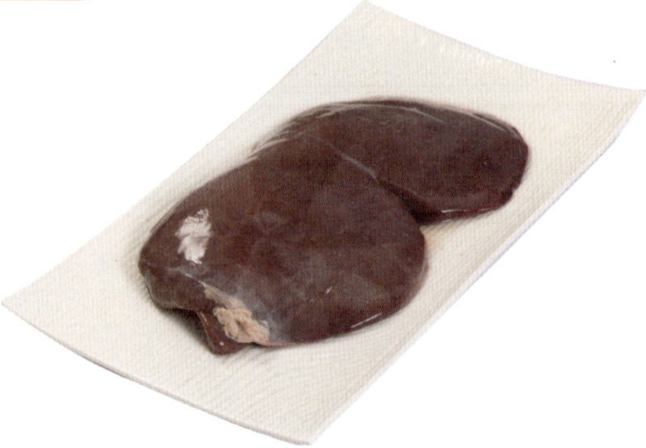

你不知道的小秘密

肝脏是理想的补血食物，特别是猪肝，可有效改善和预防女性贫血症状。肝脏中的维生素 A、维生素 B 和铁的含量较多，适当食用可有效补充维生素 A。其中，动物肝脏中猪肝脏是较安全的选择。

动物肝脏食用过多的害处

肝脏含有丰富的维生素A，过量摄入会引起出生缺陷。目前医生的建议是食用动物肝脏要有选择并且要适量，尤其在孕早期胎儿形成重要器官的阶段。肝脏中胆固醇的含量也较高，有高血压、心脏病史的孕妈妈最好不吃。

彻底清洗动物肝脏

由于动物肝脏是重要的解毒器官，所以一定要将动物肝脏在流水中清洗 10 分钟以上，再浸泡不少于 30 分钟。烹调时要用大火，直至血丝消失。动物肝脏是孕期中不宜多吃的食物，一次不能食用太多，每周吃一次即可。

肝脏美食：核桃猪腰汤

原料：

猪腰1个、核桃仁100克，红枣10个，食用盐适量。

做法：

1.将猪腰剖开，切去中间的白筋，用清水浸泡2小时，中间多换几次水以去除异味。

2.红枣浸软去核，备用。

3.将核桃仁与猪腰、红枣一起放在锅内添水熬煮2小时后放入食用盐，即成。

备孕期能经常吃零食吗

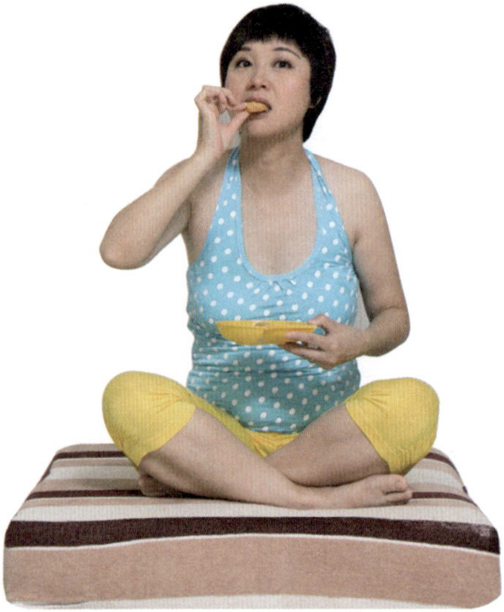

吃些零食补充能量

午后，活动身体，来一杯酸奶，吃几片小酥饼，是不错的选择。备孕期及孕期不必完全禁食零食，有些零食对增加营养和胎儿的生长发育也非常有益，比如，花生、核桃等。

坚果类食物利于胎儿发育

坚果类食物含有丰富的维生素E、维生素A、亚油酸等成分，备孕期食用有助增加营养，增强抵抗力，孕期可以在餐后适当食用一些，有利于胎儿的发育。

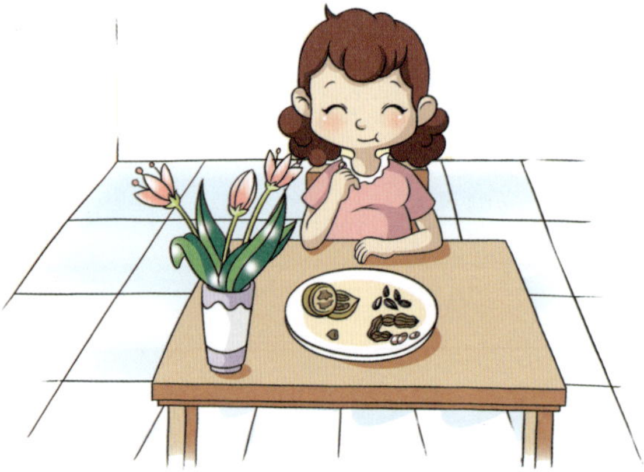

你不知道的小秘密

在正餐之外，备孕期及孕期女性可食用一些健康的零食，增加营养补充。有专家建议可食用少量瓜子。葵花籽中有丰富的维生素 E；南瓜子营养物质丰富，且营养成分比例平衡；西瓜子中含丰富的亚油酸。这些食物对胎儿的大脑发育有利。

适宜准妈妈和孕妈妈的零食有哪些

1.红枣。红枣具有补血安神、补中益气、养胃健脾等功效，还能防治妊娠期高血压。

2.板栗。板栗有补肾强筋、健脾养胃、活血止血的功效。

3.花生。花生有和胃、健脾、滑肠、润肺、化痰、养气的功效。孕妈妈每天食用可预防产后缺乳，生花生的内衣（即红色薄皮）中含有止血成分，可防治再生障碍性贫血。

哪些零食不能吃

1.含铅食物，如爆米花、松花蛋。还会给胎儿大脑的健康发育带来严重的损伤，使智力低下儿的出生概率增高。

2.含铝食物，如薯片、虾条等膨胀食品；油条、油饼等油炸食品；粉条、粉丝等淀粉类食品。铝会影响人的思维能力，过量的铝会损害人的脑神经。

3.含过氧脂质的食物，如腊肉、熏鱼等。这类食物大多都在100℃以上的油中煎炸过，在煎炸过程中会产生对人体有害的过氧脂质，摄取过氧脂质超量会损伤人体内的某些代谢酶系统，影响大脑健康。

4.含糖精、味精多的食物，如糕点、调味酱汁等。食用糖精和味精会直接影响到胎儿对锌的摄取，使胎儿智力发育缓慢。

维生素不宜补过量

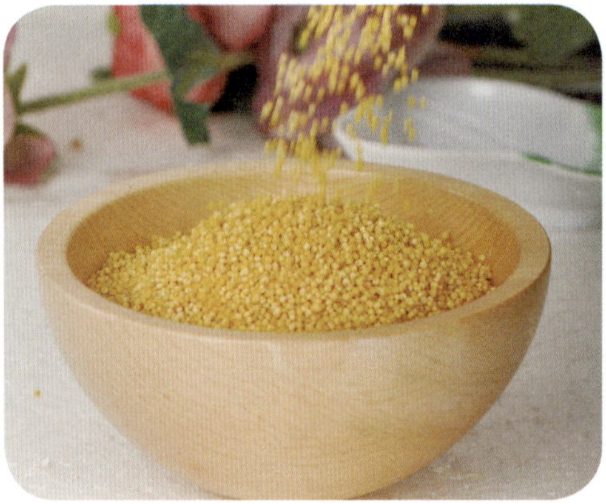

避免缺乏维生素 B_1 和维生素 B_2

维生素 B_1 可促进碳水化合物和脂肪代谢，维持和改善胃肠道功能。维生素 B_1 广泛存在于米糠、麦麸、蔬菜、酵母、动物内脏、瘦肉、蛋类等食物中。

维生素 B_2 在蛋白质、脂肪和糖类的代谢中起着重要作用。维生素 B_2 广泛存在于动物肝、肾及蛋黄、鳝鱼、干豆类、花生、绿叶蔬菜、小米、面粉等食物中。

避免缺乏维生素 B_{12}

维生素 B_{12} 对于神经系统及造血功能非常重要。通常在肉类、蛋和奶类中维生素 B_{12} 的含量较为丰富，而在植物性的食物里不含有维生素 B_{12}。

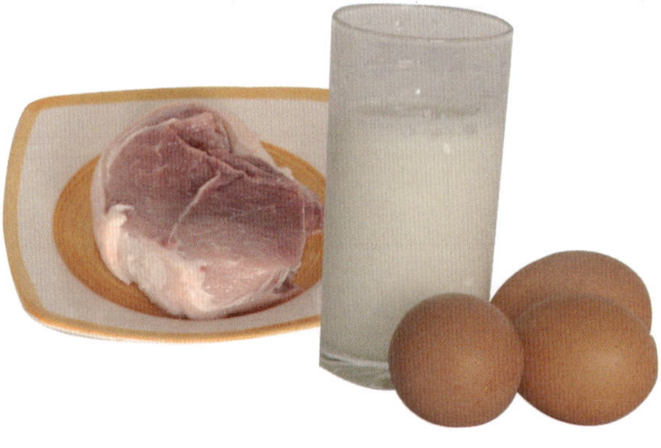

你不知道的小秘密

在备孕期及孕期，该怎样吃，吃多少，需要补什么才能够保证营养充足全面，满足胎儿发育的需求？通常可能以为什么都要补最好，这样才能均衡。大家都知道缺了营养不好，但是有时候营养补得过多了也不好。所以一定要了解一下有关营养的常识。

补充维生素要适量

维生素种类	缺乏症	补充过多	怎样补充
维生素A	胎儿有致畸的可能	引起中毒，导致先天畸形	孕早期每天补充800微克，孕中、晚期每天补充900微克
叶酸	导致胎儿发育异常、神经管畸形	会干扰孕妈妈体内锌的代谢，使锌元素不足而影响胎儿发育	孕前3个月和怀孕后3个月，每天补充量为0.4毫克
维生素B_6	通常不会缺乏	可能发生感觉中枢的神经痛，还会有胎儿的肢体缩短的畸形出现	不能长期、大量服用。日常食物中的维生素B_6的含量完全可以满足孕妈妈的需求
维生素C	有可能导致胎儿先天性畸形	影响胚胎发育，并会导致胎儿出生后发生败血症；刺激孕妈妈胃黏膜出血，促进形成尿路结石	孕早期每天补充100毫克，孕中、晚期每天补充130毫克
维生素D	通常不会缺乏，人体可自己转化	会引起中毒，出生的婴儿可能出现动脉硬化、尿酸中毒及精神障碍	在孕期，孕妈妈每天维生素D的摄入量为10微克
维生素E	一般不会出现缺乏现象	造成新生儿腹痛、腹泻和乏力	孕妈妈每天摄入量为14微克

孕前做好充足的营养准备

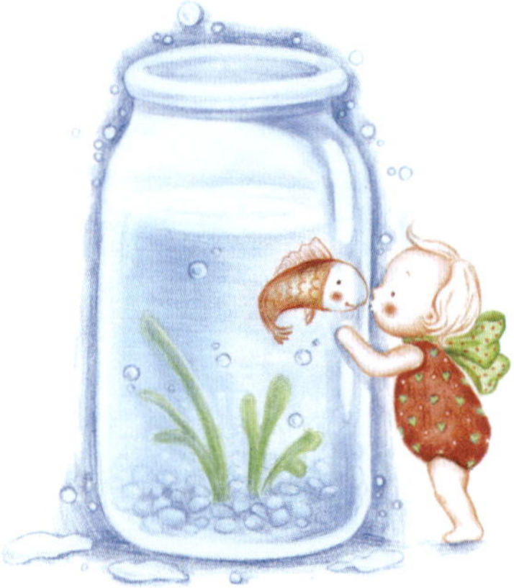

一般情况下，女性在计划妊娠前的3个月至半年就应注意饮食调理，最重要的是先做到平衡膳食，从而保证摄入均衡适量的蛋白质、脂肪、碳水化合物、维生素、矿物质等营养素，这些营养素是胎儿生长发育的物质基础。

人类的食物是多种多样的，不同的食物所含的营养素各不相同，没有一种食物是十全十美的。只有适当地选择食物，并合理搭配，才能获得均衡全面的营养。

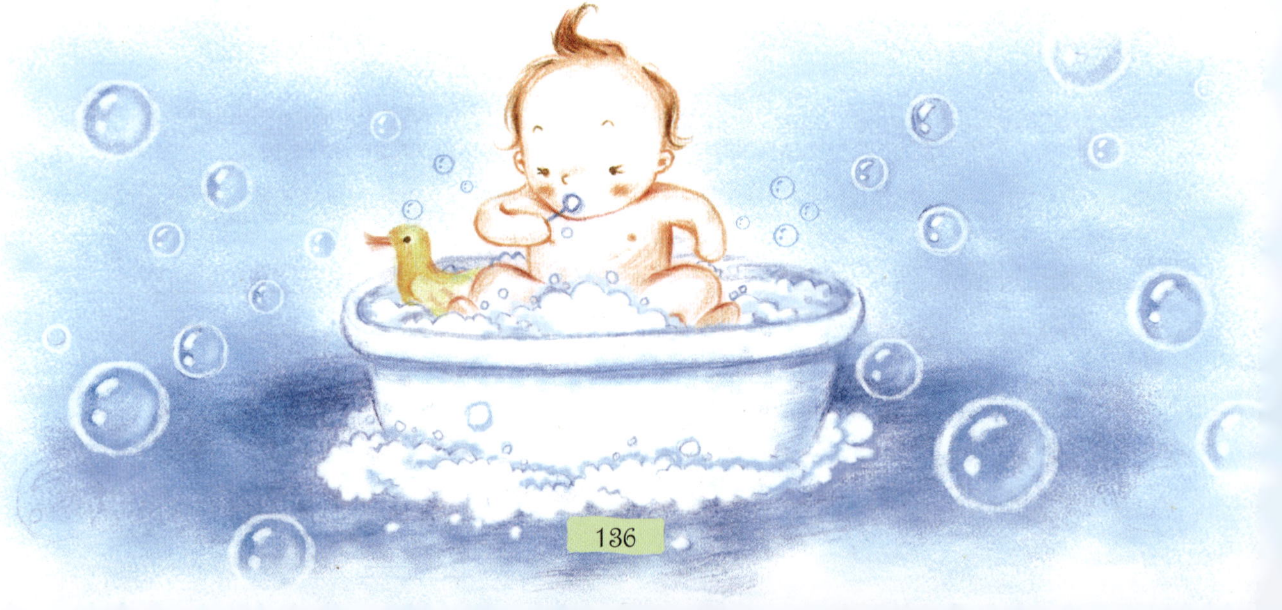

第七章

孕前倒计时

天时、地利、人和，样样具备后，女性终于与男性创造了一生中最重要的杰作——宝宝。然而，在孕期准爸妈缺乏孕期常识，会造成很多不良后果（胎儿畸形、流产等），所以，在孕前倒计时这段时间应掌握必要的孕期常识。

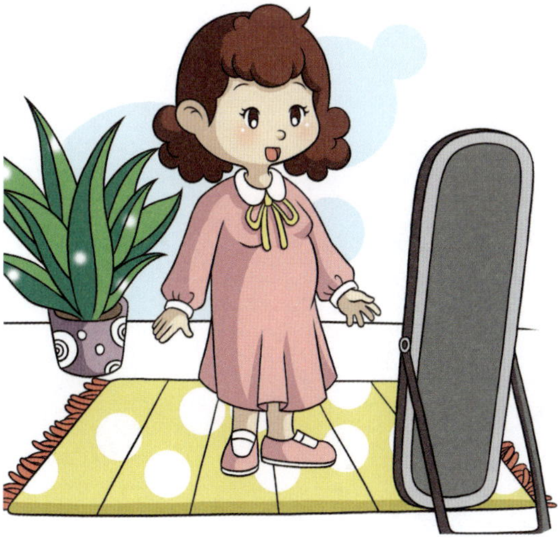

孕前3个月

孕前看理财书，考虑购买理财产品

从孕妈妈怀孕开始到宝宝出生，需要大笔资金来支持。所以，在备孕期间，备孕爸妈就要做好理财规划，以免需要用钱时捉襟见肘。对此，可以选择一些理财产品，比如，保险、国债、基金等。

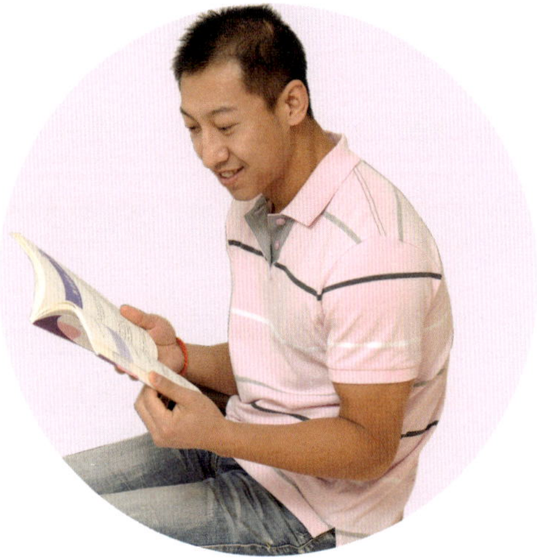

备孕爸爸的生育险也可用

如果备孕妈妈没有生育险，用备孕爸爸的生育险也是可以的，但是只能报销生育保险基金规定支付标准的50%。

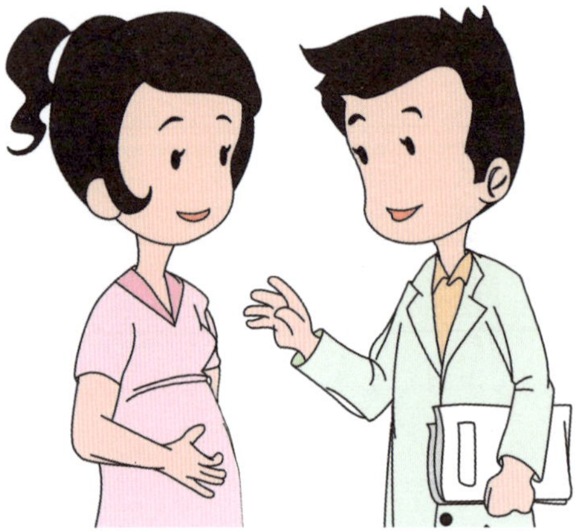

你不知道的小秘密

进入孕期，家庭的开支开始逐渐增多，分娩后开支更大。在孕前，首先应做好孕期开支预算，主要包括以下几方面：

1. 营养饮食费用：主要指多种多样的食物。

2. 产检分娩费用：主要指孕期检查项目的费用和分娩时的住院费、手术费等。

3. 母婴用品费用：主要指防辐射服、孕期服装、护肤品、产后护理用品、婴儿用品。

4. 胎教用品费用：主要指胎教书籍、音乐或胎教学习班等。

怎样节省开支

1.合理计划：通过多种途径了解哪些母婴用品是最有实用性的，避免冲动消费。

2.选择团购：网上团购，价格低廉，无需担心售后问题。而且，网购不需外出，方便快捷。

3.利用二手闲置物品：宝宝生长发育较快，大部分衣服还没穿就穿不下了；婴儿床、童车在婴儿长大后也无用，所以，可到社区集市展示家中闲置物品，交换自己需要的婴儿用品。

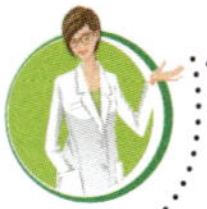

温馨小屋：提前了解生育险

现在我国规定企事业单位必须给职工上生育险，女职工怀孕后其产前检查费用、生育费用、引产费用、流产费用、接生费用、手术费、普通病房住院费、医药费等生育医疗费用，按照规定从生育保险基金中支出。女职工在产假期间，由生育导致的疾病的医疗费用，也从生育保险金中支出。

孕前2个月

用孕妇裙增添美感

看呀，穿上孕妇裙的孕妈妈一点也不失迷人风采，魅力中又增添了几分丰满。孕妇裙不仅方便脱穿，还能给孕妈妈的美丽加分，而且款式很多。

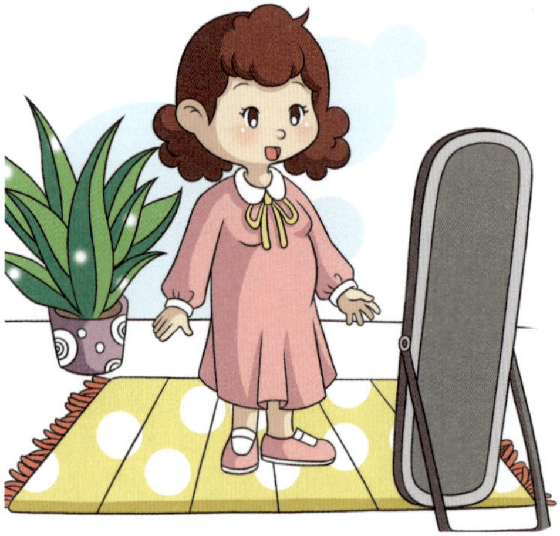

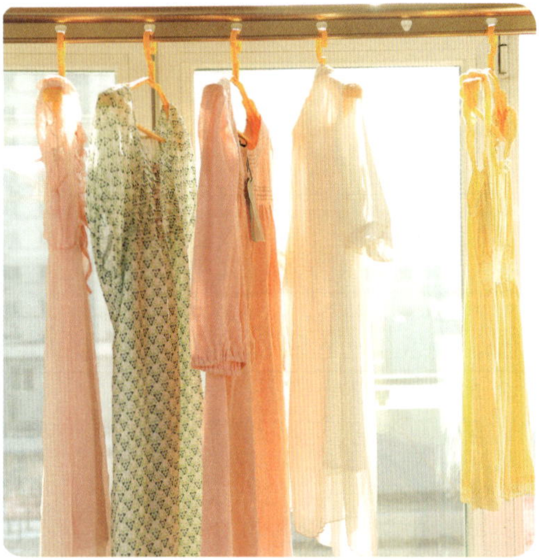

购衣要避免浪费

怀孕后马上购买服装，这不是很浪费吗？在出门购物前，不妨清点一下自己的衣柜吧！相信你会发现有很多服装在孕后也是可以穿的。购买服装时，要注意季节。

你不知道的小秘密

在孕期，女性的生理状况会发生很大的变化，乳房、外阴都需要很好地呵护。在孕前，应提前买好内衣。

1. 胸罩：应选择适合孕妈妈穿的大号胸罩，不能选购会紧压乳头的胸罩，以免母乳分泌不畅。产后若母乳喂养，应选择开口在前方的胸罩。

2. 内裤：内裤以纯棉质地、吸汗、通气为佳，而且最好不要勒紧腹部。另外，内裤最好能根据肚子的变化随时调整松紧，以免压迫胎儿。

如何挑选下装

1.孕妈妈最好选择可调整腰围的长裤，可以从孕中期一直穿到宝宝出生。

2.背带裤是较好的选择，但穿脱不太方便，要慎重选择。

如何挑选孕妇装

孕妇装应首先考虑宽大，容易穿脱，最好是上下身分开的套服。其次要选择那种能体现胸部线条，并能遮盖鼓起的肚子的服装。服装的立体轮廓最好呈上小下大的 A 字型。

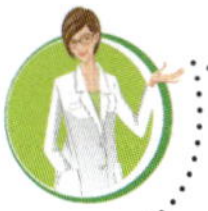

温馨小屋：如何选择鞋子

孕妈妈选择鞋子时应注意以下几点：

1.脚背部分能与鞋子紧密结合。

2.鞋后跟的高度在2～3厘米。鞋跟也不宜过低，否则走路时容易疲倦。

3.鞋底上带有防滑纹。

4.能正确保持脚底的弓形部位。宽窄、长度均合适，鞋的重量较轻。

孕前1个月

备孕妈妈可用遮阳伞遮阳

打着遮阳伞，在阳光下漫步，颇有小资格调。备孕妈妈一定要准备一把遮阳伞，由于孕期体内激素水平的变化，面部易出油，长斑点，若不采取遮阳措施，面部毛孔易堵塞，且斑点情况易加重。

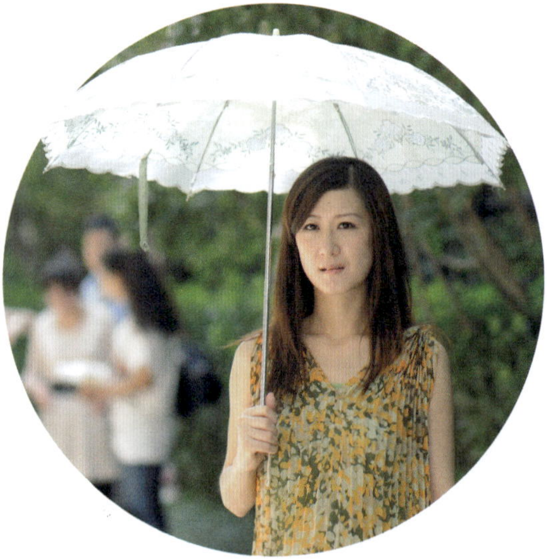

给肌肤做个按摩

躺在床上，静静地按摩面部，非常享受。经常按摩面部，可加速局部血液循环，利于皮肤机能在产后恢复。

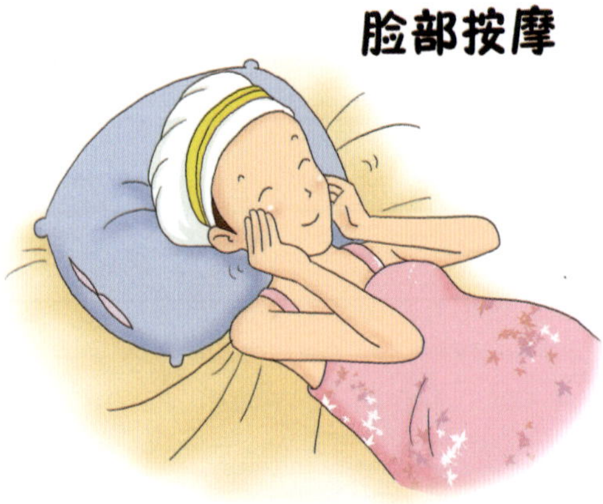

你不知道的小秘密

由于孕前使用的护肤品几乎都含有化学成分，孕后不能使用，所以，在孕前 1 个月应了解在孕期如何保养皮肤：

1. 孕妈妈容易流汗，皮肤分泌物增加，易于藏污，必须格外注重清洁。
2. 均衡摄取营养，不吃刺激性食物，多摄入维生素 C、B 族维生素。
3. 注意补充水分，并使用孕妈妈专用的保湿用品，以免肌肤过于干燥。
4. 用清水清洗肌肤，以免沐浴液刺激肌肤，选择温和的沐浴液或者宝宝沐浴液也是可以的。

孕期该如何洗脸

1.清洁脸部时，注意T字部位的清洁。中性皮肤的肤质及耐受度较好，使用无皂剂偏弱酸性或含皂剂微碱性等清洁液皆可，但秋冬不可用含皂剂的清洁液。

2.油性皮肤者，夏天时可用无皂剂偏弱酸性或含皂剂微碱性等清洁液。换季以后，油性皮肤可能外油内干，应选择偏弱酸性的清洁液。

3.干性皮肤者，一定要使用弱酸性的清洁液。

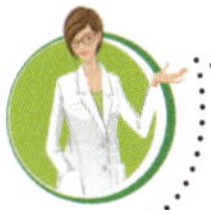

温馨小屋：孕妈妈可以涂指甲油吗

指甲油大多是由化学溶剂、增塑剂及各色染料制成，这些化学物质对人体有一定的毒害作用。孕妈妈在吃东西时，指甲油的有毒化学物质很容易随食物进入体内，并能通过胎盘和血液进入胎儿体内，日积月累，会影响胎儿健康。平时爱美的女性一定要暂时告别指甲油，最好从备孕时就停止使用。

判断是否怀孕的方法

用验孕棒验孕更方便

检测是否怀孕，在卫生间即可完成，在排尿的同时，戴上一次性手套，拿着验孕棒接取尿液，不仅方便，还很卫生。丢弃后也不会暴露隐私，备孕妈妈不妨试一试吧！

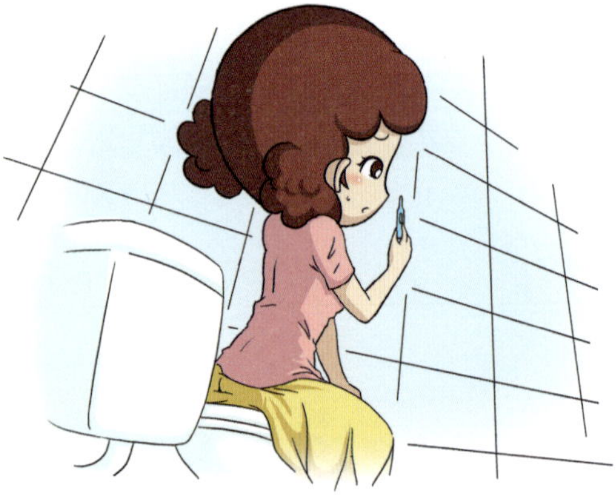

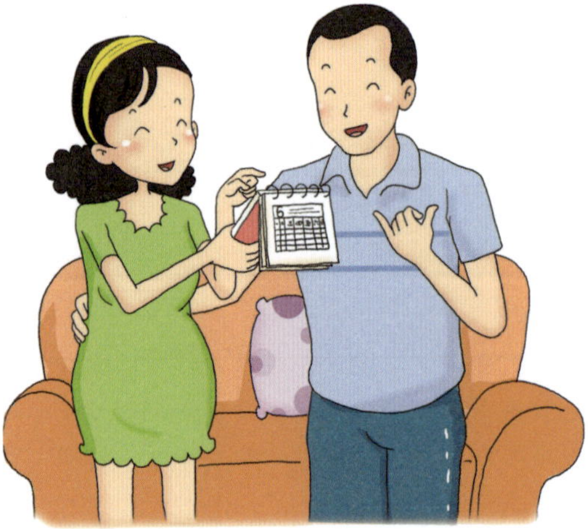

计算好预产期

介绍一种计算预产期的方法：月经逆算法，即末次月经的月份加9或减3为预产期的月份，日期加7为预产期当天。注意，末次月经日期为末次月经见血的第一天。

你不知道的小秘密

出现怀孕征兆时，可用早孕试纸检测是否怀孕。此法在受孕 7 ~10 天后便可测出结果，准确率高达 99%。

如何使用早孕试纸

1.早晨起来，在不饮水的情况下到卫生间小便。

2.将试纸有Max标记线底色那端插进尿液中，并平放20 ~30秒。

3.试纸上显示为一条紫红色带，表示未怀孕；试纸上显示为两条紫红色带，表示怀孕。

4.若无色带，说明试纸无效。紫红色带的颜色深浅，可说明尿液中绒毛膜促性腺激素的含量多与少。

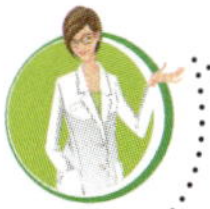

温馨小屋：判断是否怀孕的方法有哪些

1.尿液检查：尿液检验结果为阳性，证明已怀孕，如为阴性应在1周后复测，检验结果一般是可信的，但为排除异位妊娠，仍需要到医院检查。

2.B超检查：如果怀孕的时间长达5周，通过B超检查可看到妊娠囊，如果在孕7周或8周进行此项检查，可发现胎心搏动。

3.宫颈黏液涂片检查：宫颈黏液涂片需在医院妇产科做，医生会取一点黏液在涂片上，如见到典型的羊齿状结晶，就排除妊娠的可能；若见到典型的椭圆体，则可确诊怀孕。

4.阴道检查：阴道检查对受孕后两星期的孕妈妈来讲准确率达100%。在检查时，医生会将两根手指伸入阴道直至触摸到子宫颈，而另一只手则按在下腹。由于在妊娠初期子宫会变大，子宫颈及子宫下端会变得柔软，因此，医生可准确知道是否怀孕了。

怀孕啦

孕早期呕吐不是病

不思进食、频繁呕吐，让孕妈妈备受折磨。其实，这并不是病，通常认为和绒毛膜促性腺激素的刺激，胎盘激素的影响，孕妈妈的自主神经功能失调，以及神经因素等有关。一般进入孕中期后，症状就会消失或减轻。

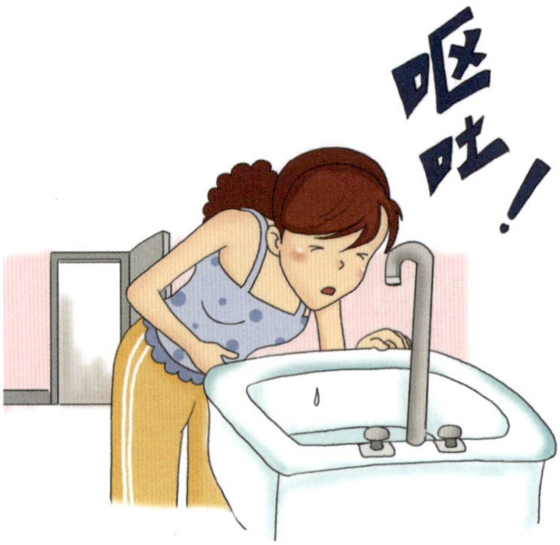

怀孕后胸部的变化

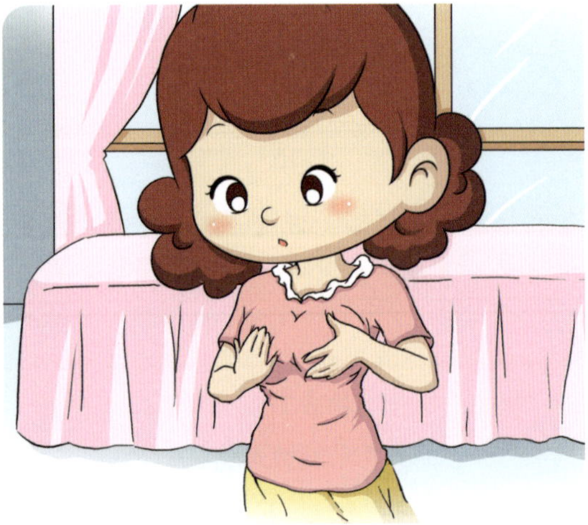

咦？胸部怎么会有一阵阵的酸胀感，摸起来还有些硬？太匪夷所思了，连乳头、乳晕的颜色都变了，这么黑，好丑啊！如果你出现了以上症状，那么，恭喜你，你可能是怀孕了。

你不知道的小秘密

女性怀孕后，身体会出现很多变化，包括月经没有准时来、基础体温持续在高温段、早孕反应，还有乳头、乳晕及乳房的变化。及时发现这些变化，利于及早进入怀孕状态。

早孕反应

大多数女性一旦怀孕，在停经后40天左右开始出现恶心、呕吐、吃东西不觉香甜、想吃酸的、行动有气无力等现象。这些现象多半在早晨起床后几小时内比较明显，叫做早孕反应。

在孕妈妈未有任何自觉怀孕症状前，有些人的身体会有发热、慵懒困倦及难以入睡的症状，由于一时未察觉是怀孕，许多人会误以为是患了感冒。所以在此阶段，千万不要随便吃药。

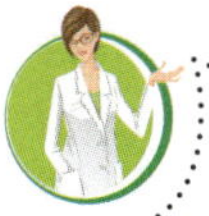

温馨小屋：怀孕后身体出现的其他变化

1.阴道分泌物增多：怀孕后白带会增多，这是因为受精卵着床后，子宫的活动增加，其分泌物自然也会跟着增加。这时的白带应该是无味的，色泽呈现乳白色。

2.基础体温持续升高：女性的基础体温在一个月之中会有周期性的变化，呈现由低到高，由高到低的变化。如果怀孕了，基础体温会持续在36.7℃～37.2℃。这种状态会一直持续到怀孕13～14周。

3.口味发生变化：怀孕初期，甚至停经之前，大部分孕妈妈的口味就与平时不一样了，最突出的反应就是有的人特别喜欢吃辣的，有的人特别喜欢吃酸的。

怀孕了，要有胎教计划(1)

实施胎教的合适时间

一般来说，备孕妈妈在怀孕的4个月前就应做好胎教的准备工作，可以按备孕妈妈的生活作息时间安排胎教，最好在早上起床后、午睡或下班后、晚上临睡前进行。

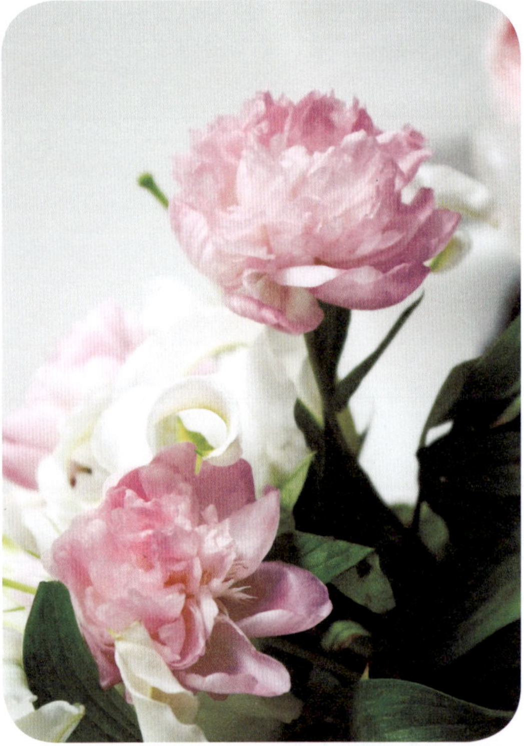

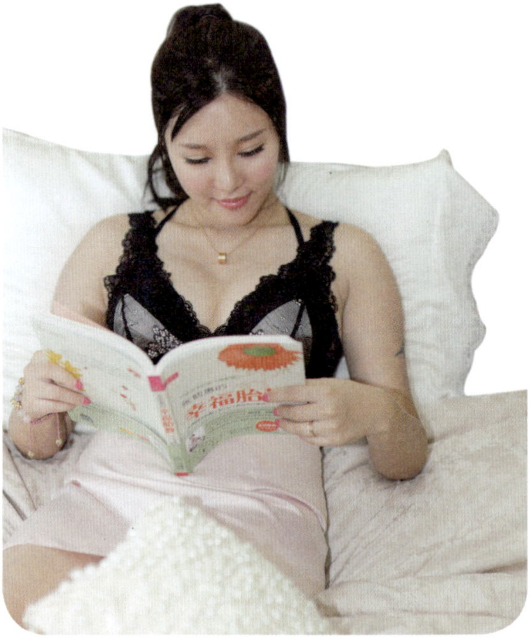

欣赏花卉可陶冶胎儿的灵性

在庭院中欣赏美丽的花卉，孕妈妈的心情会豁然开朗,同时逐渐培养出自己的审美眼光。清新的空气，明朗的阳光，鲜艳的花儿，嫩绿的草，这一切都在给孕妈妈注入青春的活力。此时，腹中胎儿的灵性也得到了陶冶，对胎儿发育很有利。

你不知道的小秘密

家庭气氛和谐与否对胎儿的生长发育影响很大。和谐的家庭气氛是造就身心健康的后代的基础，在和睦相处的氛围中孕妈妈得到的是温馨的呵护，胎儿也能在如此良好的环境中获得最佳熏染，从而促进身心的健康发育。

如何进行视觉胎教

1.鉴赏名画：欣赏风景画，看到美丽的自然风景，容易使人情绪安定，同时得到美的熏陶。

2.美化居室：居室的色彩应该简洁、清淡，如乳白色、淡蓝色、淡绿色等。白色给人一种清洁、朴素、纯洁的印象；淡蓝色、淡绿色等给人一种深远、冷清、高洁、安静的感觉。居室还要进行绿化装饰，而且应以简洁、淡雅的格调为主。

3.进行美感熏陶：主要是要学会欣赏美、追求美和把握美，提高孕妈妈的美学修养，获得美的享受，从而熏陶腹内的胎儿。“美”所包含的内容很广，如造型艺术的美、文学艺术的美、大自然的美等。

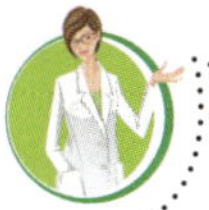

温馨小屋：什么是斯瑟蒂克胎教法

在美国，一对普通的夫妻生下的孩子竟然都是智商高达160以上的天才。他们把这样的成果归功于从受孕就开始认真进行的胎教。根据这对夫妻的名字，此胎教法被称为斯瑟蒂克胎教法。此法的中心思想是，只要以父母对孩子的爱为基础制订完整的怀孕计划，并积极地将其付诸实践，无论是谁都可以生下聪明伶俐的小孩。

怀孕了，要有胎教计划(2)

按照胎儿性格选择音乐

明快的节奏，动人的旋律，美妙的歌声款款而来……孕妈妈可根据胎儿的性格选择胎教音乐。文静的胎儿可以听些活泼、跳跃性强的曲子，“淘气”的胎儿可以听些节奏缓慢、旋律柔和的曲子。

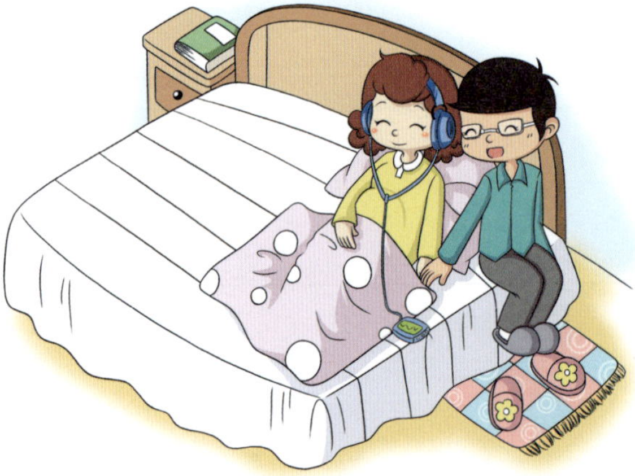

欣赏音乐利于胎儿发育

清晨醒来，躺在温暖舒适的床上，和胎儿一起听音乐，着实美妙……随着音乐的节拍，缓慢摇摆，孕妈妈的大脑皮层和神经系统功能得到加强，并使母体和胎儿的生理节奏产生共鸣，利于胎儿全身器官的功能发育。

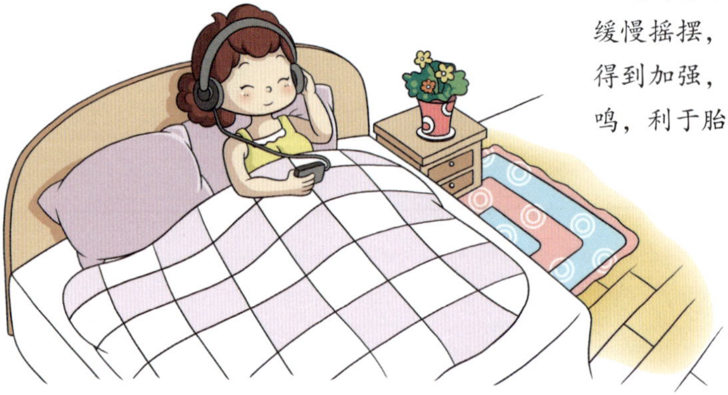

你不知道的小秘密

孕妈妈或家人用文明、礼貌、富有感情的语言，有目的地对子宫中的胎儿讲话，可以给胎儿的大脑输入最初的语言印记，为后天的学习打下基础。在对话过程中，胎儿能够通过听觉和触觉感受到来自父母爱的呼唤，这对促进胎儿的身心发育是十分有益的。

家人如何配合孕妈妈进行胎教

主要有4种方法：经常和胎儿说说话、和胎儿做游戏、给胎儿讲故事、给胎儿放音乐。

如何实施音乐胎教

实施胎教音乐时不一定要拘泥于一种方式与形式，最常用的办法是和胎儿一起听音乐。

在听音乐的同时，孕妈妈可以通过低声哼唱自己所喜爱的、有益于自己及胎儿身心健康的歌曲，从而感染胎儿。

孕妈妈也可以自己唱一句，随即想象胎儿在自己的腹内学唱，通过充分发挥自己的想象力，利用“感通”途径，使胎儿得到早期教育。

在音乐伴奏与歌曲伴唱的同时，朗读诗或词以抒发感情，也是一种很好的音乐胎教形式。

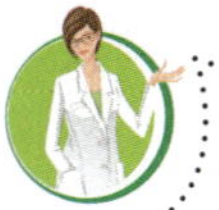

温馨小屋：给胎儿讲讲自己的生活

早上起来时：宝贝，太阳晒屁股啦，昨晚睡得好吗？

吃饭时：我的小天使，妈妈可喜欢吃鱼了，你喜欢吗？我觉得今天这道菜的味道特别好。

听音乐时：这是轻音乐，妈妈听后心情都变得舒畅了！宝宝你的心情也很不错吧？

孕期特别注意

孕早期尿频很正常

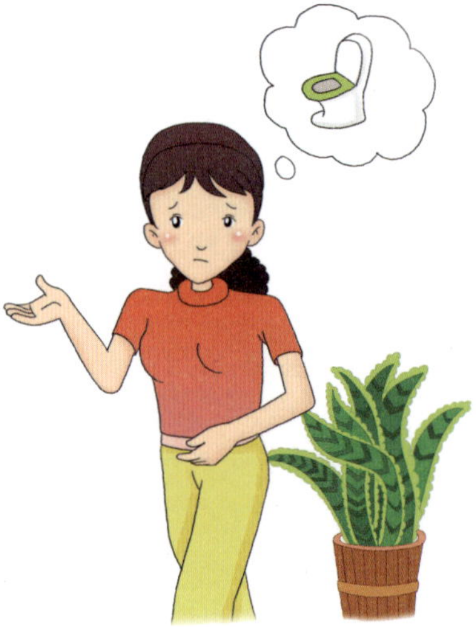

刚刚怀孕后，总是往厕所跑，真是愁坏了孕妈妈！但没有办法，孕早期子宫慢慢变大，盆腔器官的位置会发生变化，导致膀胱受到更大的压力，使其容量变少，即使尿液很少，孕妈妈也有尿意，从而引发尿频。在孕中期后，这种状况可缓解。

孕晚期不要劳累过度

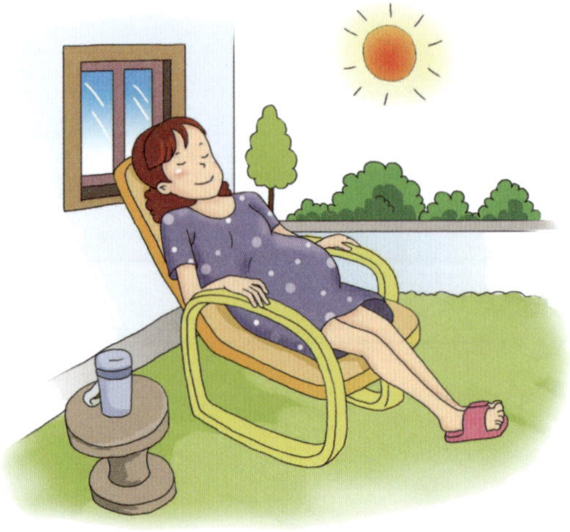

在孕晚期，孕妈妈需要注意休息，因为劳累过度，很容易导致早产。做家务等工作，可以请准爸爸来帮忙。

你不知道的小秘密

孕早期应特别注意以下几点：

1. 孕早期易出现孕吐，对此应尽量多睡、饮食清淡、进餐时少喝水。

2. 由于孕妈妈体内的雌激素水平明显升高，易流鼻血。对此，要采取坐位，将经鼻后孔流入口中的血液吐出来，用手指紧捏两侧鼻翼数分钟，同时用湿毛巾敷前额及后颈部。

3. 孕早期，胚胎正处于发育阶段，特别是胎盘和母体子宫壁的连接还不紧密，此时同房易发生流产。因此，在孕早期一定要避免。

孕中期特别注意

1. 孕中期，孕妈妈易感到眩晕，对此，孕妈妈应避免长期站立；起床速度不要太快；保证饮食有规律。

2. 由于孕中期高水平的孕激素的作用，食物易由胃反流至食管，从而刺激食道，导致烧心感出现。对此，孕妈妈应少食多餐，睡前不进食。

3. 怀孕 5 个月要进行 B 超检测，判断胎儿是否畸形。

4. 孕中期胎盘已经形成，孕妈妈状态较稳定，且器官分泌物增多，性欲较强，此时可适当同房。

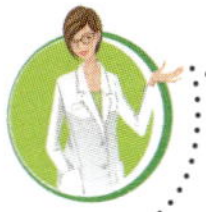

温馨小屋：孕晚期需要注意什么

1.孕晚期，孕妈妈在一天中会出现几次持续约30秒的腹部紧缩感，这是腹部在练习宫缩，而非要临产。对此，孕妈妈需要放松，或者躺在床上。

2.孕晚期，子宫增大，将膈膜向上顶，膈肌活动幅度减少，胸腔窄，导致呼吸急促。对此，孕妈妈应多到户外呼吸新鲜空气，并采用侧卧姿势睡眠。

3.孕晚期易出现痔疮，引起剧烈疼痛。对此，孕妈妈应避免便秘，饮食清淡一些，在平时多锻炼盆底肌。

孕期要避免接触有害物质

注意消除办公桌上的细菌

办公文件上和电脑屏幕上的灰尘、办公桌上的食物残渣等，都是我们肉眼看不到，却时刻准备进攻我们身体的细菌。孕妈妈一定要每天擦拭办公桌、电脑屏幕，并整理文件哦！

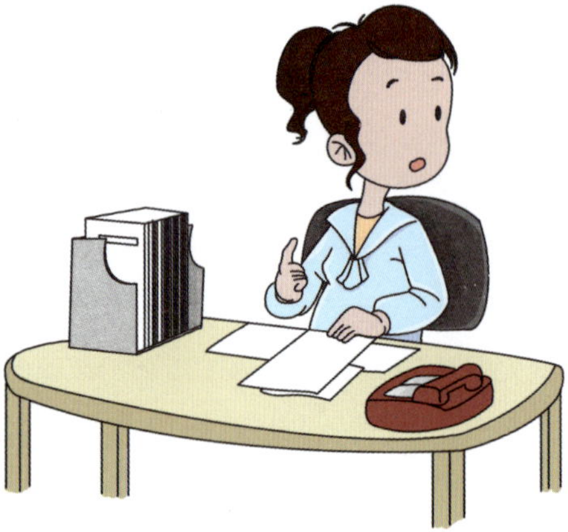

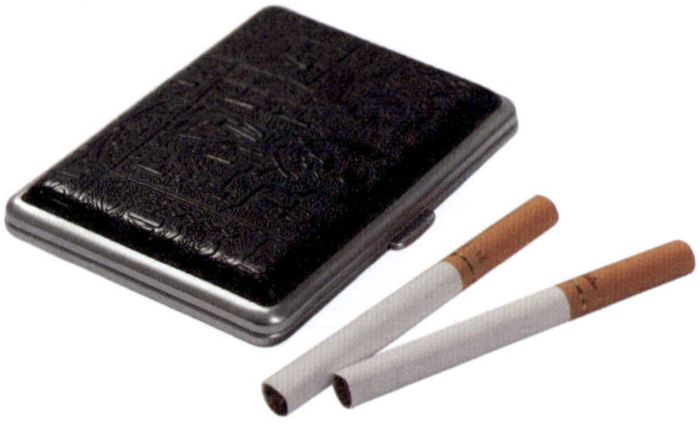

孕妈妈不能吸烟、饮酒

烟草中含有多种有害成分，如一氧化碳、尼古丁，以及卷烟中的铅、镉等。尼古丁能引起子宫胎盘血管收缩，减少胎儿组织血流而影响胎儿发育；一氧化碳可以通过胎盘进入胎儿血流，导致胎儿缺氧，影响胎儿发育。

酒中的乙醇是常见的致畸物，孕妈妈喝酒后，乙醇就会随着血液进入胎盘，影响胎儿的生长发育。

你不知道的小秘密

我国《劳动法》第六十一条明确规定，不得安排女职工在怀孕期间从事国家规定的第三级体力劳动强度的劳动和孕期禁忌从事的劳动。如果条件允许，可在怀孕前半年，或3个月调整工作。其中，孕期禁忌从事劳动就包括可接触到有害物质的工作，有害物质有铅、汞、二硫化碳、苯、汽油等。

远离化工生产工作

孕妈妈在工作中，若经常会接触到化学毒物，可能严重危害孕妈妈和胎儿健康；若总是接触铅、汞等金属，孕妈妈在怀孕时出现流产、死胎的可能就会很大；在怀孕期间接触二硫化碳、汽油等有机物，会增大流产的概率。因此，最好从备孕时期就远离需接触此类物质的工作。

房子装修后可马上入住吗

若家里要装修房子，尽量不要在怀孕前后或产后装修房屋，即使装修应尽量选择环保材料，而且房屋装修后至少要通风3个月以上方可入住，因为其中含有大量对人体有害的物质，比如，甲醛和苯。

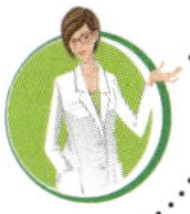

温馨小屋：农药接触不得

大部分农药对孕妈妈和胎儿的健康都有害，可能会导致流产、胎儿畸形、智力低下等。一定注意不要与农药有任何形式的接触，包括室内用杀虫剂、灭蝇剂等。

孕期心情关系到母体和胎儿的健康

养花可调节孕妈妈心情

明媚的阳光，淡雅的花儿，叽叽喳喳的小鸟，捧一缕清泉，洒花草之上，丝丝清香飘入鼻中。此情此景，怎能不让孕妈妈心情愉快？孕妈妈在庭院中可以开辟一小块花圃，种植自己喜爱的花儿，在下班后浇一浇花草，工作中的压力肯定一扫而光。

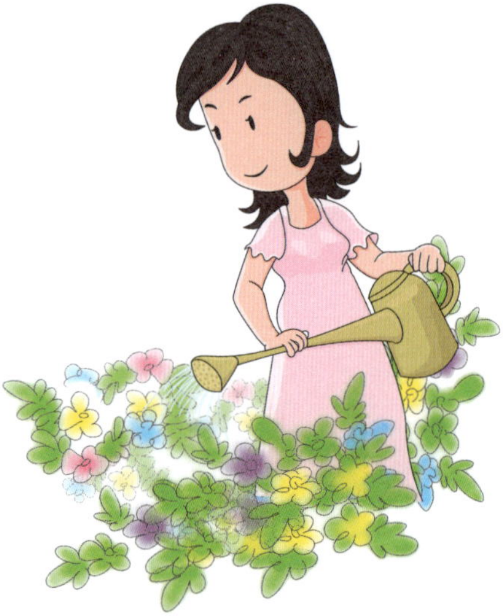

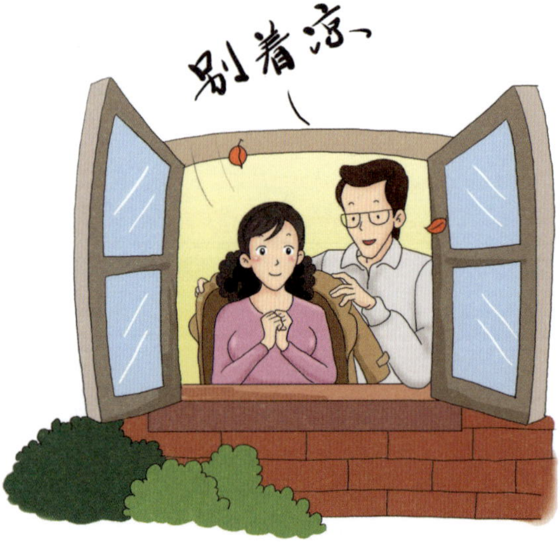

孕妈妈不能缺少丈夫的爱

天气微凉，叶飘落，准爸爸给孕妈妈披上厚衣，无疑会让孕妈妈感到温暖和爱意。试问：有什么能比准爸爸的关怀更能让孕妈妈感到快乐呢？

你不知道的小秘密

怀孕使人情绪敏感，孕妈妈也许会兴奋或害怕，也许看到婴儿就激动不已，或者看到电视上的负面新闻时可能会悲泣不已，孕妈妈还可能做关于宝宝的各种噩梦，或者对未来感到焦虑。总之，孕妈妈如果有情绪波动，或复杂的情绪反应都是很正常的。

减压，好心情自然来

怀孕会使孕妈妈的身心发生较大的变化，心情难免也跟着变化，而且孕吐、嗜睡、尿频等问题也会让孕妈妈觉得有种无法掌控的无力感。此时，不妨试着放松心情，不要给自己太大的压力。同时要学习一些孕育知识，很多时候焦虑来自对未知的不了解，了解之后就会宽心很多。

情绪不好会影响胎儿健康

有的女性怀孕后好发脾气，易动怒，弄得与家人关系紧张。孕妈妈发怒不仅有害于自身的健康，而且会殃及胎儿。

孕妈妈发怒时，血液中的激素和有害化学物质浓度会剧增，并通过“胎盘屏障”进入羊膜，使胎儿直接受害。发怒还会降低孕妈妈的免疫力，使后代的抗病能力减弱。

如果孕妈妈在胎儿口腔顶和上颌骨形成的第 7 ~ 10 周时经常发怒，会造成胎儿腭裂或兔唇。

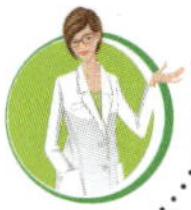

温馨小屋：准爸爸帮助孕妈妈找回好心情

孕妈妈想要找回好心情，准爸爸的帮助可能会立竿见影。多陪孕妈妈散步、带孕妈妈外出就餐、帮助孕妈妈按摩、帮孕妈妈找回自信、对孕妈妈宽容些、陪孕妈妈参加社交活动，孕妈妈很快就能走出坏心情的阴影。

不要为抑郁症埋下伏笔

哪些孕妈妈易出现产后抑郁症

性格内向、顽固、敏感、情绪波动大或不善于社交的孕妈妈易出现产后抑郁症，此外，对怀孕或分娩缺少心理准备的孕妈妈、患有精神疾病的孕妈妈也易出现产后抑郁症。

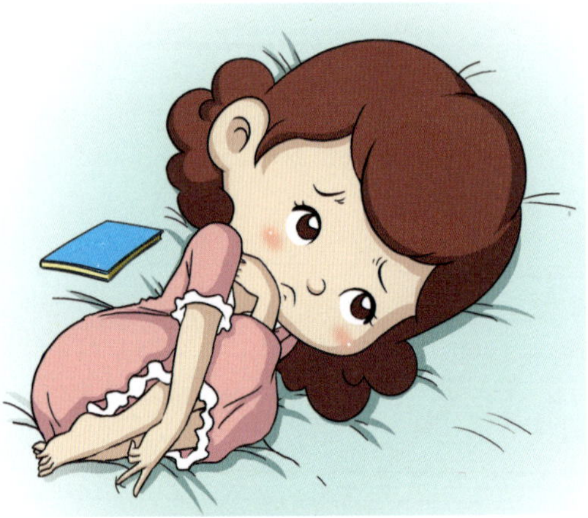

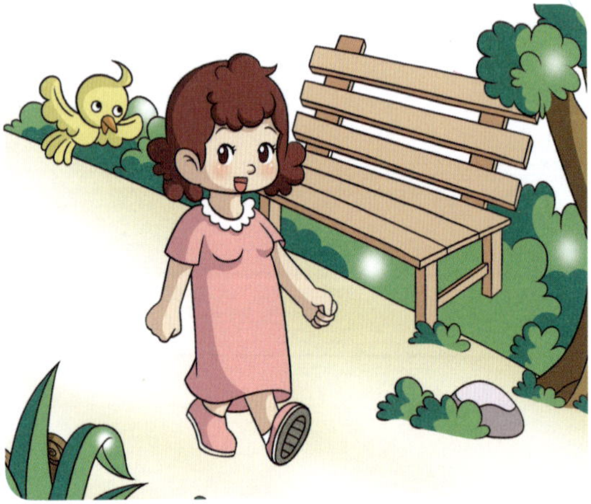

散步时，烦恼全“跑”光

伴着鸟儿的歌唱声，漫步在公园中，迎着温和的风，心情自然愉悦。为了避免抑郁症，孕妈妈应该让自己的生活丰富起来，不要总待在家中，明媚的阳光可以照亮你的心！

你不知道的小秘密

孕期，对身体变化和对分娩的畏惧，导致孕妈妈极易患上产前焦虑症；分娩后，孕妈妈心理会变脆弱，但还要养育子女，照顾家庭，精神和肉体饱受“折磨”，更易患上产后抑郁症。

你是抑郁症患者吗

怎样才能知道自己是不是抑郁症患者呢？孕妈妈可以做一个小测试来得知。如果以下 10 项中符合 5 项以上，并持续时间满 2 个星期的就可能是抑郁症患者了，应到医院进行诊断：

1. 每天都感觉非常悲伤绝望；2. 经常会有自杀的想法；3. 对任何事情都没有兴趣，觉得人生没意思；4. 性冷淡；5. 食欲缺乏、体重下降，或者食欲大增、体重上升；6. 总感觉自己毫无价值；7. 没有缘由地有负罪感；8. 不能集中精力做事，甚至觉得自己与社会脱离；9. 总是感到劳累、全身无力；10. 整日都想睡觉或是严重失眠。

从饮食上减轻抑郁症状

在孕期想要远离抑郁症，孕妈妈在保证每天摄入充足的营养的同时，还应该注意以下几点问题：少吃甜食；多吃海鲜少吃肉类；多吃蛋白质含量高的食物；注意补充维生素C、B族维生素；多喝水；不喝含咖啡因的饮料。

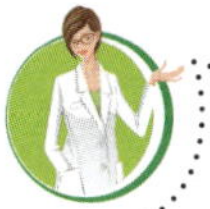

温馨小屋：丰富自己的业余生活

业余生活越是精彩，人越能感受到快乐，同时还能展现自己的魅力。在孕期，孕妈妈总是自己在家中无聊发呆，易往糟糕的方面想事情，将自己置身于痛苦之中，快乐不起来。想要摆脱悲伤、抑郁，孕妈妈可通过绘画、聊天、舞蹈等方式丰富自己的生活。

孕期注意事项

在怀孕前对孕期的一些注意事项有一番了解，可以避免孕妈妈出现一些不必要的恐慌和错误。

孕妈妈在家烹调食物时应注意：

1.淘米、洗菜、做饭的整个过程最好不要将手直接放入凉水中。

2.确定厨房中的油烟机功能是否完好，并保证油温不可过高。

孕妈妈洗衣服时应注意：

1.洗衣时最好用温水。

2.洗衣时最好不要取蹲位。

3.洗衣时最好选用肥皂，因为洗衣粉中的有些成分可影响胎儿的健康。

孕妈妈驾车时应注意：

1.应缓慢开车，避免出现紧急刹车、转向的情况，以免使孕妈妈受到惊吓。

2.最好不要驾驶新车，因为新车中有化学气味，如要驾驶，应在放些竹炭将车中的异味吸收后进行。

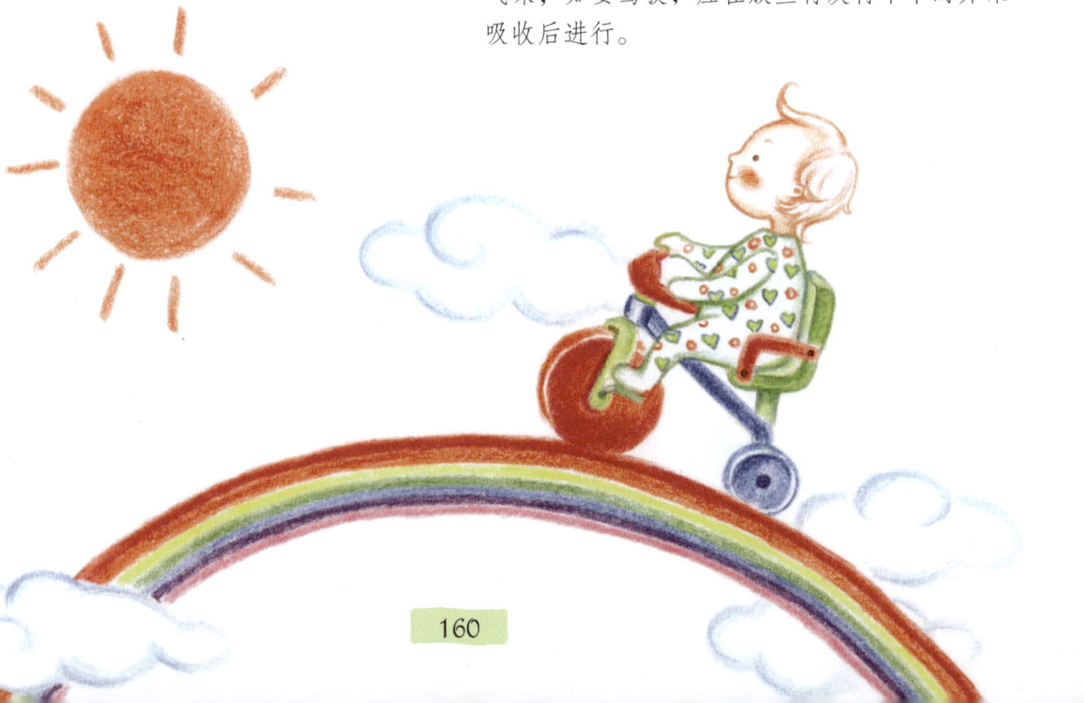